華爾街交易員告訴你，
比財富更值得追求的
人生價值

全富足

Wellth

How I Learned to Build a Life, Not a Résumé

健養企業家
Jason Wachob 傑森・瓦霍布——著
謝濱安——譯

目 錄

前言

屬於你的，獨特而有意義的生命旅程

請別誤會，我喜歡金錢，但生命有更多也值得喜歡的事物。

我們很多人並不再只滿足於努力讓銀行帳戶的數字成長，拿血汗錢換取一些閃亮的好東西。所謂好的人生的定義，已經不再只是關於物質——**它也存在於一種專注於心靈、身體、精神，與情緒健康的生活型態之中，伴隨對自身狀態感到快樂與舒適的能力**。當然還是有許多人在定義一個好的人生時，會使用「wealth」（財富足）這個字，我想現在正是找回原初定義的時候了。

我用了另外一個字，「wellth」（「全富足」）。我認爲它更能強調出健康幸福對你，以及對我們所有人的重要性。當一個人認知幸福是可達到的，健康是重要的，生活是豐足的，那就是「全富足」的人生：工作有目標、友誼深刻多彩，在日常生活中感受到富裕與滿滿的喜悅。「全富足」並沒有一個一體適用的定義，因此我希望這本書，可以幫助你找到屬於自己的，獨特而有意義的個人生命旅程。

我跟你一樣也在尋求一個均衡、豐富的人生。我不是醫生或療癒者，我不是職業運動員或名人；我不是億萬富翁，也並非成長於赤貧環境。我有很多課題想要分享，但我不是一個生命導師；我曾經尋求幫助，但我確實不是一個治療師。我只是一個普通人，因爲在身心健康的相關社群中工作，特別是透過我的網站「綠身心」（www.mindbodygreen.com），碰巧認識世界各地的內在與身心健康的專家。你會在接下來的文章中看見他們，包括瑜伽指導師凱瑟琳・布迪格（Kathryn Budig）、冥想指導師查理・諾爾斯（Charlie Knoles）、功能性醫學的先驅法蘭克・瑞普曼醫師（Dr. Frank Lipman），以及人際關係專家蘇・強森博士（Dr. Sue Johnson）。

我從這些專家，以及我自己極具挑戰性的生命歷程中學到很多事。在四十一歲時，我終於達成了「全富足」人生的許多重要面向——控制我躁動不安、過度活躍的心緒，與身體自在相處；在日常生活中保持沉穩鎮定；建立有意義的人際關係，以及體驗那全然的豐足和安寧（至少大部分的時候是如此）。我很幸運可以擁有一個與自身價值連結的人生和工作，還有一個充滿活力的團隊支持著我。

請別誤會，即使我已經完成了一些夢想，我仍然不是完美的，還差得遠呢。我經歷一番艱苦：我學到華爾街會掏空你，學到死亡會改變你的生命，而瑜伽能拯救你的生命，我也學到唯有與自身價值相連結的工作才是有意義的。我曾經歷過很多失敗，也知道我會持續犯下更多不可抹滅的錯誤。不過那是一趟有趣的旅程，我希望我的這些冒險能引起你的興趣，並讓我們之間產生連結。我以前是個無憂無慮、大量飲酒的公子哥，後來變成很成功的交易員，然後又放棄一切成為健養企業家（wellness entrepreneur）。我的使命讓我從抑鬱和貧窮走向活躍，開始籌資創業。在妻子的支持下，我在小小的公寓裡花了三年經營「綠身心」，我們從零開始，到現在每個月有一千五百萬的瀏覽次數，

「綠身心」現在是身心靈情報平台業界的領導媒體。

「綠身心」創立前，有許多像是「身心與精神」「身心靈魂」「身心連結」的詞彙已經很常見。那爲什麼我要將網站取名爲「綠身心」呢？它甚至不在字典裡頭。還有，爲什麼它（mindbodygreen）必須是一個單字，不能拆成三個來看？

因爲無論你喜歡與否，所有的一切都是連結的：我們的心靈、身體，還有環境。心靈與身體是一體，而非分開的，這就是爲什麼我們閱讀了自我成長書區中的每一本書，也按照裡頭的規矩執行了，卻仍然沒有找到「全富足」。

要是我們沒有接觸到身體或心靈其中一方，我們就不是眞的健康，因爲我們與「眞我」失去了連結。如同你將在「接地」這一章讀到的，「綠」這個面向也在「全富足」的概念中扮演了重要角色。身爲一個城市居住者，我發現人與大自然的連結是非常重要的，如果沒有意識到那些毒素和化學物質對我們心靈、身體，和環境產生的影響，我們不會擁有健康的人生。

我將與所有「綠身心」的專家們一起帶著你，一步步走向眞正的「全富足」。我們將會從最基本的物質領域開始（飲食、行動），接著討論如何養活自己（工作）；想法會塑造出經驗（相信），我們由此探討尋找心流與熱情的重要性（探索）。而後，我們將一起看看身心練習需要什麼元素（呼吸），以及友誼、一個支持系統對於情緒健康的重要性（感受）。

如果人際關係是崩壞的，你不可能感覺到「全富足」，比和他人相處更重要的是：與你自己的相處，那是你最親密的關係。所以，我們會探討關係（愛），也關注身體，當一切失序時該怎麼辦？（療癒）；我們會接觸到心存感激的重要性（感謝），以及這片大地與自然是如何與我們產生親密的連結（接地）。

接著，我要討論如何處理人生中無可避免的議題，死亡和悲傷，如何從認知死亡的必然性中找到生存的方式。我用「笑容」做爲本書結尾，畢竟如果你無法好好享受自己的一切，那還有什麼好談的？

我的願望是，你也可以試著豐富生命的所有面向。以下內容會提供你許多想法，讓你爲自己做點什麼，然後，你將邁向眞正的「全富足」。

CHAPTER 1

飲食

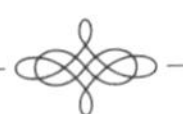

吃眞正的食物。別吃太多。盡量吃植物。

——麥可·波倫，美國知名飲食作家

「全富足」的首要面向，也是最基本的要素，就是**身體得到營養的方式**。幾乎每個人都想知道一種完美的「飲食方式」（diet），讓自己看起來很棒。很多人認爲那代表只吃有機食品、素食主義／純素主義、生機飲食、原始人飲食法❶、低脂以及低熱量飲食。你如何分辨哪一種方式最適合自己？有一個通用的飲食方式能讓我們達到「全富足」嗎？

我嘗試過全部的飲食方式。你閱讀的每一本飲食書都會保證以下優點：減重、增加活力、閃亮的皮膚、品質更好的性生活，以及提升生產力和專注力。我不相信這些聲稱可以一呼百應的做法，不過其中還是有一些普遍的眞理存在。

我的身高六呎七吋（約二百公分），體重兩百二十磅（約一百公斤）。我的右腳踝在二十五年前有過一次三級扭傷，至今腳跟仍然無法踩到地板。我熱愛打籃球，但一直很討厭跑步。大學時我可以讓整隻手肘超過籃框，很輕易就能灌籃，但現在不行了。我喜歡吃抱子甘藍，討厭蘑菇，更怪的是，我對芫荽過敏。我們每個人都有與生俱來的模樣、怪僻、喜好，以及討厭的東西。這聽起來是理所當然的事，但在飲食以及健康產業裡的人有時候似乎並不這麼想。

我說的不只是健康照護系統，或者醫生們針對「症狀」，而非「病人」下診斷，我想說的是我們看待每日飲食和運動的方式。怎麼可能會有一種特定的飲食或運動方式可以適用於全世界？一個身高六呎七吋、體重兩百二十磅的四十一歲男子，每週練習瑜伽數次，每次十五分鐘。適合他的飲食方式怎麼可能跟身高五呎二吋（約一五八公分）、體重一百零二磅（約四十六公斤），每天慢跑十五英哩的二十五歲女子相同？純素主義或原始人飲食法怎麼可能適合於每一個人？怎麼會有人相信自己的健康習慣也可以套用在所有人的身上？

事實上，對我來說很有效的東西對你而言可能很糟糕。我熱愛喝咖啡，而且樂於知道咖啡內含的抗氧化劑有抗癌效果。不過對我的同事來說，一小口的咖啡就足以造成痛苦的胃食道逆流，因此他總是喝綠茶。我的妻子喜歡與初升的太陽一起慢跑，而我無時無刻都討厭跑步。光是爲了出門跑步而換裝都讓我的身體產生抗拒。

你要找到屬於自己的方法，才會找到全然的富足——去尋找對你有用的、讓你感覺到舒適的、你所愛的事物。這個尋找的過程永遠不會結束，生命中的不同階段都會有適合你的飲食運動方式，它不一定適用在其他階段。我們的一生中，不僅得尋找適合的生活方式，還要學習如何調整自己去適應它，或者做

① 又稱「舊石器時代飲食」，主張回歸原始人的飲食方式：減少穀物和鹽的攝取，避免加工食品，攝取大量新鮮蔬果以及優質蛋白質。

全然的改變。

二十幾歲、三十出頭的時候，我是一個健身迷。我每天重訓或踩橢圓機❷。到了三十五、六歲，透過瑜伽治癒背部的問題之後，我開始在每天早晨練習瑜伽，不再做其他運動。三十幾歲的後期到現在四十歲，我又改變了。現在我每週練習幾次瑜伽，每次十五分鐘；每週健身兩次，每次二十五分鐘。我也每天靜坐冥想二十分鐘。

在原始人飲食法專家克里斯．格雷瑟（Chns' Kresser）熱情地提倡他的飲食方式的同時，他也教導我們身體在不同的生命階段中，需要不一樣的飲食習慣。不偏食在我們二十歲的時候是很棒的選擇，但到了二十五歲，我們或許會想要吃素。三十歲的時候，我們可能發現吃全素是醫生要求我們做的事。到了四十歲，我們嘗試原始人飲食法，四十五歲，再次回到什麼都吃。

這確實就是我自己的經驗。二十歲中旬，我在週間靠著低卡、低糖飲食成長茁壯，週末我吃喝任何我想要的東西（我真的喝太多酒了！）。三十歲中旬我開始認真練習瑜伽，素食讓我覺得比較舒服，但偶爾還是會吃一點肉。我的消化系統因爲無麩質飲食改善了。到了三十歲後期，我開始執行原始人飲食法，吃很多熟蔬菜、草飼牛、野生鮭魚，不吃生食（爲了擺脫寄生蟲）。過去幾個月，我回到幾乎都吃蔬菜的狀態（熟的和生的都吃），很少量的紅肉，我吃多種穀類，偶爾吃一點麥麩食品。

我發現我已經不再排斥偶爾到「羅柏塔」吃全布魯克林最棒的披薩了。快樂不該被輕忽。我在吃墨西哥料理的時候也會來一、兩杯（或三杯！）瑪格麗特調酒——我超愛他們有一款用紅蘿蔔汁調成的！有時候我們都需要甜甜圈，當然每天吃甜甜圈不是一個好主意，但偶爾品嘗一下並不會害死你。人生必須有點樂趣。執著的飲食習慣會造成壓力，或產生「健康飲食症」——一種對於健康飲食的不健康執著。試著讓你的飲食保持均衡，如同你的人生。

請記得我們的飲食習慣和身體是會改變的，當你發現自己有些不對勁時，

---

② 又稱滑步機，是運動或健身中心常見的健身器材之一。

去傾聽身體和調整飲食習慣很重要：無論消化問題、缺乏活力、體重增加，或是開始對你的飲食感覺厭煩、失去樂趣。不要讓自己淪爲所謂「健康基本教派」的受害者，那會讓你失去實驗的空間。調整自己達到舒適的位置，敞開心胸接納改變。我們的身體持續變動著，通往健康的道路也會是如此。

不過，我想我所有的醫生朋友都會同意加工食品不是理想的選擇。不是要妖魔化整個食品產業，但我確實嚴厲地看待「糖」。有研究指出，糖甚至比古柯鹼更容易讓人上癮，噢，而且糖也讓我們變得又肥又病。有部紀錄片《惡食工廠》（*Fed Up*）深入探討有關糖的嚴酷現實。舉例來說，你知道雜貨店裡頭販賣的六十萬種商品當中，百分之八十的產品含糖嗎？你知道一瓶正常的蘇打飲料內含十六茶匙高果糖玉米糖漿的糖分？你是否有注意過所有營養標籤上的「每日建議攝取量」標示著熱量、脂肪和蛋白質，卻沒有糖分的建議攝取量，即便現在美國食品藥品管理局（FDA）已經開始討論這件事。

還是無法相信糖是邪惡的嗎？那你應該看看在二〇一二年四月播出的那一集《60分鐘》[3]：「癌細胞愛糖」。這個國家中最受敬重的一些專家已經發現糖會導致慢性病的發生，包括心臟病、肥胖，以及癌症。

飲食方式的觀點衆說紛紜，去雜貨店進行一趟例行性採買變得像是一集《波特蘭迪亞》[4]（*Portladia*）。「低脂」「非基因改造」「在地」「有機」「自然」「野生」「放養」「草飼」「無麩質」，以及「未含乳製品」（我可以無止盡地舉例）。光是準備一頓晚餐就會被這些標籤淹沒，但其實我有一些直截了當的建議，可以幫助採買更加流暢。

單純一點，**盡可能避開麩質、糖和加工食品**。如果食物被包在一個貼有標籤的箱子裡，不要習慣於買這種東西。一開始會覺得根本不可能不買加工食品，但幾週後你會發現這件事變簡單了。身爲健康專家，也同時是個作家的馬克·海曼醫師（Dr. Mark Hyman）這麼說：「堅持吃上帝創造的東西，而非

---

③ 爲美國的一個新聞專題節目，由哥倫比亞廣播公司製作播出。自一九六八年開始，迄今已播出逾四十年。

④ 電視喜劇。美國電視網自二〇一一年開始播出，至今共六季。

人類製造的。」去吃眞正的食物。逛雜貨店時盡量逛入口處附近，買新鮮的蔬菜和水果。如果你要買紅肉，確定是放養的，或至少沒有施打抗生素或生長激素；如果你要買魚，確定是野生的。

飲食習慣可以改變

「如何飲食」這門生意大得驚人。近來出現了各式各樣的飲食方式：低脂飲食、低熱量飲食、無麩質飲食、無糖飲食。飲食習慣是會改變的，但人生習慣會永遠陪在你身邊（在我的下一本書，我會直切重點，一個稱爲「基本上就是吃蔬菜」的飲食方式。這本書最美妙的地方就是，書名等同全部內容，我有預感沒有人願意出版）。

其實本質上我並不信任「飲食方式」，也反對市面上廣泛的飲食指導。相反的，我選擇保持警覺。那是我面對食物的態度，我想知道我吃的食物從何而來；我想知道這些食物是否噴灑化學藥劑或注射抗生素；我想知道是否含有麩質或糖；我想知道是不是加工過的。即便這是相當艱難的任務。我還想知道負責採集、收穫、生產的人是否獲得合理報酬。

我想知道所有相關的事。當然，有時候不可能找到這些資訊，特別是到餐廳用餐。當無法掌握所有面向時，我選擇食物就會保持警覺。我會吃甜甜圈，它充滿糖分和麩質，又來自加工廠，純粹因爲嘗起來很棒。雖然短暫，我從美味的甜甜圈當中獲得了純粹的喜悅。不過，當我做出這個選擇時，我知道我是做決定的那個人，那就沒問題。

生命無可捉摸——垃圾食物總是存在。我在自打嘴巴嗎？不，並非如此。人類是矛盾的嗎？當然，我們不是機器，我們會有不一致的時候。那我是如何在堅信糖是糟糕的東西，與偶爾吃一點甜甜圈之間取得均衡？上一句話的關鍵字是均衡。糖分應該是一種樂趣，而不是喜好。偶一爲之的樂趣是尋找均衡的一部分，一旦它變成習慣，保持警覺的心智就會開始渙散。

無論你選擇吃什麼東西，保持警覺，然後好好享受你的選擇。

打造富足人生的關鍵：飲食

當飲食習慣沒有產生作用時，該如何得知？法蘭克．瑞普曼醫師是我的一個飲食上師，也是我的醫生。他分享了對飲食習慣的看法，我發現非常受用，並持續重新檢視自己身體的感受。

五個顯示飲食習慣失去作用的訊號，以及四個快速修復的方法：

1. **時常疲憊、無精打采**。如果你常常覺得疲勞、昏昏欲睡，需要依賴咖啡因和糖分才能振作起來，那麼你該好好檢視一下你吃的食物了。很有可能你的飲食習慣提供的營養，不足以達到它該有的效用，所以你才沒有充滿活力，反而精疲力盡。當你吃得乾淨、豐富又健康，身體的能量會因爲你吸收的營養而提升，你感到警醒、頭腦清晰，一整天都不需要提神飲料也可以保持充足的活力。我最愛的能量食物是：綠色蔬果汁、添加乳清蛋白的果昔、堅果、水果，還有一份富含蛋白質的午餐。

2. **總是鬧肚子**。我們常認爲脹氣、便祕、腸躁症、消化不良，以及其他消化相關症狀的發生是正常的，固定會出現的。消化功能是飲食方式是否正確改變的重要指標之一。你很可能因爲吃下會干擾消化系統的食物，導致腸内菌群不平衡。那些有益的好菌住在腸子中，幫助消化食物、製造維生素、排毒，並調節荷爾蒙，讓一切維持在正途上。當出現太多壞傢伙，而好菌不夠時，這些功能就會失調。因此餵養好菌有營養的食物是很重要的事。壞傢伙依賴麩質食品、酒精、糖，以及軟性飲料而茁壯。最棒的那些好菌喜愛發酵食品、高纖食品，包括多種綠葉蔬菜。此外，進食時試著完全咀嚼，並讓你的消化系統每天有十個小時的休息（睡前兩小時不要飲食）。

3. **喜怒無常的情緒**。食物會對心情產生影響。要是你的情緒經常像在搭乘雲霄飛車，很有可能是飲食習慣造成的。過多的糖分、麩質食品、酒精、咖啡因，或其他刺激物，會讓你的心情忽高忽低一整天，無論那一天發生了什麼，你都會感到沮喪、易怒、焦慮。飲食正確時，就算有什麼化學效用（如果有的話）讓你有所起伏，至少你的身體負擔較輕，因此情緒也較能得到控制。維持蛋白質、好的脂肪，以及纖維素的均衡。

4. **皮膚問題滿布你的臉和身體**。內在發生的一切都顯露於外，特別是在皮膚上。所以，若你被粉刺、皮疹、濕疹，或其他皮膚的毛病圍攻了，應該徹底檢視一下你把什麼吃進身體。我看過非常多患者經由簡單的飲食改變而改善了膚質，例如去除麩質食品、奶製品、糖，或酒精。事實上，光亮的皮膚通常是我的患者在適應新的飲食習慣之後得到的第一個益處。當你移除會干擾你內在的食物，照顧了腸胃，你的皮膚就會反映出健康的樣子。

5. **總是覺得「好像怪怪的」或有點感冒**。吃進會破壞身體的食物會造成免疫系統超速運轉。你的腸壁相當的薄，它只有一顆細胞的厚度，因此它被破壞會造成很大的麻煩。你的免疫系統約有百分之七十分布於消化區域。一旦腸壁因爲不良的飲食習慣遭到破壞，巨大的食物分子、細菌和毒素，那些應當停留在腸道中的東西會進入血流，你的免疫系統就要處理這個狀況。如果你總是覺得身體不太舒服，表示你吃下的食物無法適當地對免疫系統提供支援。試著在日常飲食中多攝取大蒜、發酵食品、益生菌、維生素D或椰子油。

修復方法：

1. **用刪除飲食法當你自己的刺激物偵探**。如果你眞的想找出是哪些食物在干擾你的身體、破壞你的健康和活力，從刪除飲食法做起。從飲食中移除最常見的過敏源和刺激物，此一名單上最有可能的幾項：糖、麩質、玉米、黃豆、乳製品，和酒精。當你去除這些食物或成分，身體會快速修復，幾乎所有人都會在兩週內感覺到顯著的改善。這顯示你原本的飲食方式不能適當地滋養你。

2. **慢慢把食物加回來**。完成刪除飲食法後，我建議你慢慢把食物加回來，一次一項，看看身體個別會產生什麼反應（如果有的話）。每當你重新加入一項食物時，少量攝取，觀察身體的反應。每增加一種食物，給自己兩到三天的適應時間，然後試試另一種，再等幾天。以此類推。

3. **撰寫飲食日誌，記錄什麼有效、什麼無效**。加回那些先前被刪除的食物時，確定你有記下飲食日誌。這個練習對於找出讓你感覺最舒服的飲食方式非常有用。記下你的身體吃進食物後的反應：讓你疲憊嗎？頭痛嗎？追蹤這些浮現的身體或情緒反應，記下你所觀察到的：什麼對你產生作用，什麼使你感覺很棒。

4. **反轉你的飲食習慣——嘗試新鮮物**。在你個人的健康旅程中，其中一項重要的事就是對於新的方法保持開放的態度。如果你一直以來都吃很多穀物和豆類，遠離動物性產品，但你並沒有覺得很好。那你可能可以實驗看看在食物中加入多一點高品質的動物性產品，減少穀物量，再看身體反應如何。你總是吃麥片、優格和鬆餅當早餐嗎？變動一下你的菜單吧，找一些富含營養蛋白質和超級食物的食譜：例如菜芽或鮭魚，觀察身體有什麼反應。

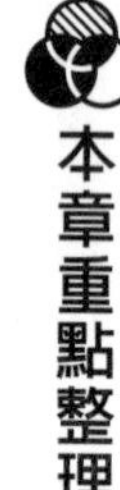

本章重點整理

- 關於飲食，一呼並不能百應。每個個體都有不同的營養需求。對你的好朋友有用的飲食計畫不一定適用在你身上。
- 對放入嘴裡的每一口食物保持警覺。吃慢一點，享受食物的滋味和口感。吃得愈慢，愈能得到滿足，也愈能享受食物。
- 當你因為疏忽而吃到不那麼健康的食物時，不要譴責自己。享受它，享受生命是最重要的事。
- 有所懷疑時，吃蔬菜就對了！

CHAPTER 2

運動

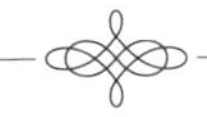

眞正的財富是健康，而不是金銀財寶。

——甘地，印度聖雄

運動是獲得「全富足」的一個基本要素。我們都知道我們需要運動，以求身體功能正常運作和維持健康。不過到底要做什麼運動？每天，或每週需要運動多少時間？有些專家建議每天運動三十到五十五分鐘，有氧運動和阻力訓練交互進行。對許多人來說，慢跑和重量訓練是理想的組合。另外也有人很喜歡混合健身、飛輪有氧或高強度間歇訓練。

是的，我深信你需要尋找某種可以讓你享受其中，並能維持的運動。不過，如果你現在還沒找到一個可以讓你養成習慣的運動，或者你正在經歷一個讓你無法好好運動的疼痛——或者你需要的是一個釋放壓力的管道，那麼瑜伽會是你通往「全富足」的車票。我可以用自身經驗做為擔保。如果只能選擇一種運動方式，我會毫不考慮地選擇瑜伽。

二〇〇九年股市如自由落體般崩盤，我發瘋似地爲合資的新創事業籌措資金。我當時處於一個嚴峻的狀態，因爲「克拉米兄弟有機餅乾公司」（Crummy Brothers Organic Cookies）有大麻煩。我們有很棒的產品，但資本嚴重不足。公司的未來可說是懸在空中，而我也眞的不停地飛在天空上。那一年我飛行了超過十二萬五千英里，拜訪超過一百五十家全食超市❶，兜售我們那些美味又健康的餅乾。事情就這麼發生了，壓力找上我身體最脆弱的部分——我的下背。我的下背有很久以前打籃球造成的舊傷，偶爾會復發幾次，以前我總是可以忍耐那些疼痛。不過這次不同，高頻率的飛行（飛行本身就是一種壓縮），再加上我要把我六呎七吋的身體擠入小小的座位中，造成我兩節突出的椎間盤壓迫到坐骨神經。

我開始在日常作息中感到極度疼痛，在近乎讓我昏厥的疼痛中，我幾乎無法走過兩個街區。某些時候，我走幾步路就得坐下來休息。就算是坐姿，很短的時間內痛苦就會出現，更不用談一次坐好幾個小時。很快的，我的旅行能力，甚至生活能力都面臨危機，床是我唯一可以放鬆的地方。我被壓力壓垮了，躺在床上的那些夜晚我持續煩惱著自己幾乎沒什麼錢，當時我那很有前途的事業一落千丈。

我注射可體松，但沒有效。然後我去找一位專治下背疼痛的外科醫師，他建議我動手術。我在心裡大聲呼喊：「不！」我依然覺得自己是以前那個咬緊牙關、一聲不吭的大學籃球員。我不是把動手術當成一種失敗，我心目中的很多籃球英雄都曾經動過刀，他們不僅撐下來，還達成很棒的成就。我只是覺

---

① Whole Foods Market，美國的一家食品超級市場連鎖店，專門銷售有機食品。

得這並非正確選項。疼痛眞的很劇烈沒錯，但不知爲何動手術對我來說更甚於此，而且我也很擔心術後需要很長的恢復時間。

我直覺地認爲有其他解決方式，因此我開始尋找其他意見。當第二位專家也建議我開刀時，我感受到心開始下沉。不過當他要離開診間時，當時他已經背對我了，他說：「或許瑜伽會有幫助。」這句話引起了我的注意和好奇，我沒有對此聽而不聞，幾年前的我可能就會那樣。如果連這位西方的醫師都敞開心胸接受瑜伽，或許裡頭眞的有些什麼。

不過我對於去上瑜伽課完全沒興趣，我無法讓自己跟那些瑜伽人一樣，揹著墊子在午餐時間衝到地板光滑的教室上課。回想起來，當時我會有這種態度是因爲對以前在雜誌上看到的那些不可思議的瑜伽姿勢感到退卻，我也害怕如果做過頭疼痛會加劇。於是我去找一位物理治療師，他教我幾個針對下背疼痛設計的修復姿勢，我開始每天早上在家練習這些動作。我沒有告訴任何人，除了有點不好意思之外，當時我並不眞的正視這些練習。我只是把瑜伽當做一個嘗試，看看會有什麼事發生而已。跟高中時我決心練好籃球的罰球一樣，我決定每天維持紀律地練習。

我每個早晚都會練習。坐到飛機上那個扭曲的座位前，我會在機場的等候區練習我的瑜伽動作。六呎七吋的我穿著西裝做「貓牛式」，想必是好一番精彩的光景。幾週後，我感覺我的狀態變好了。漸漸地我加入更多基本姿勢，幾個月後，刺痛感戲劇性地沉息。在六個月內，疼痛全然消失。我當時覺得瑜伽這個意外的選擇，效果真是驚人。

很快的，我發現自己想要更多。我開始到曼哈頓的瑜伽教室「Strala Yoga」上課，並與那邊的經營者見面，塔拉．斯蒂爾斯（Tara Stiles）以及她的丈夫麥可．泰勒（Michael Taylor）。他們看起來非常實在，也相當友善。我喜歡的是他們在動作中的專注和呼吸，而非能否做到某些特定動作。很快的塔拉的「放鬆」課程就成了我的最愛。我已經變成那些背著墊子的瑜伽人其中一員了。

隨著我的瑜伽練習強度漸增，我發現自己幾乎每天都去教室上課。接著我開始探索其他瑜伽會館，並很自然地被引向更具運動性的串聯流動（Vinyasa flow，比較具有運動性，從一個姿勢中「流動」到下一個），這類型的瑜伽步調快得很舒服。我喜愛塔拉的課和串聯流動，也很享受凱瑟琳·布迪格的課，在那裡我學到如何翻轉自己到頭倒立、前臂倒立，以及手倒立（我對這些倒立姿勢並不著迷，不過嘗試看看很有趣）。然後我去遍了城市中所有的瑜伽教室，我想要盡可能體驗更多老師的上課方式，以及各種類型的瑜伽。有些人會從一而終——串聯流動、阿斯坦加（Ashtanga，要求非常嚴格，需要不斷重複練習同一個動作系列，直至完美），或者修復瑜伽（restorative，透過溫和的練習深入你的呼吸而得到放鬆）。有些人喜歡特定上一、兩位老師的課，那樣很好。特別是初學的時候，探索哪種方式對你的身體有用是很重要的，看看哪一個會館讓你感覺最舒適，哪一位老師最能應對你受傷的部位，或最能幫助初學者。

這些日子以來，瑜伽對我來說是一種生活方式，不是因爲使我維持好的身形或者是一種很酷的潮流，而是因爲它確實拯救了我。不僅是我那衰弱的下背骨骼問題完全治癒了，還有許多令人困擾的症狀（我們大都直接把這些症狀當成「久遠的運動傷害」，或「當你變老必然會出現的某種東西」）也戲劇性地得到改善。

以前我有一邊的肩膀時常脫臼，伴隨劇烈的疼痛，直到有人幫我把它塞回原本的位置。另外一邊的肩膀也很鬆（它跳出來，但會自己回去，還是很痛，但大概就是幾秒鐘的時間）。我兩邊肩膀的活動範圍可說是非常有限，我也從未幻想開車時用左手去反抓駕駛座的安全帶，我寧可冒著生命危險也不想要發生另一次的刺痛。透過瑜伽，肩膀的活動角度開始回來，我沒想過可以找回全面的活動性，但現在的狀態已經讓我感覺像是奇蹟一樣。

一直以來深蹲對我來說都非常不舒服。我的膝蓋很緊繃，而且當我蹲下時會發出怪聲，像是多年沒有妥善上油的機器一樣。這個症狀也改善了，我很快就可以輕鬆地做深蹲。光是孩童式（child pose）就能幫助我放鬆膝蓋做深蹲，而我做的瑜伽姿勢中，幾乎每一種都讓我的肩膀得到放鬆。隨著時間推移，你會看到瑜伽如何打開你的肉體和心靈，真的很讓人驚喜。

更重要的，或許瑜伽改變了我看待事物的方式，即便在一團亂的創業時期、擁擠的機場，我可以感覺到自己放慢腳步並且保持呼吸。我以前很急——在籃球場上；在健身房裡不斷地想舉起更多重量；想攀上財務以及事業高峰。那樣的步調已經不再吸引我了，我開始察覺我**需要練習的是「放輕鬆」而非「努力」**。我開始了解當我們強求某件事的時候（事業，或一段關係）生命將會更有力地反推回來。你如果想讓自己的人生順利一點，你得練習放輕鬆。瑜伽並不是要把你強推到某個動作中，也不是要跟旁邊那位同學競爭。瑜伽是要幫助你成爲一個更好的傾聽者，傾聽你的心、你的身體，還有你周遭的世界。這是塔拉和麥可深植在他們教室裡的概念。

我開始做出生命中巨大的轉變。第一，我的飲食習慣改變了。一個過去討厭蔬菜的小伙子開始吃大量綠色食物；我的朋友圈也開始改變，我變得更能察覺人們的能量和狀態——某人是枯竭的，或鼓舞人心的。我把自己投入到瑜伽的社群當中，在那裡我跟一起學習的人成了一輩子的好友。

最終，瑜伽變成了我跟妻子蔻琳一起共享的練習。我們時常一起去上課，那讓我們的關係更親近。有時候走進教室時我們之間有一些緊張，然後牽著手走出教室，已經準備好坐下來談談。我也更能與自己的身體和諧相處，一旦身體感覺不太對勁或者感受到壓力出現，我面對它，不再逃避。我會問自己幾個問題，像是：「我的人生發生了什麼事？」「什麼東西卡住了？」「什麼讓我感到安心？」「什麼是我想要多一點的，什麼是我想要減少的？」

當然，還有很多其他的運動方式。如果瑜伽不適合你，或許你的選項有游泳、長距離步行、騎自行車、慢跑或者上一堂舞蹈課等任何形式的運動，只要你可以享受，並願意堅持。

使我衰弱的背痛發生在三十歲中旬，當時我認爲那來自下背的機械性問題。是籃球舊傷結合頻繁的飛行才讓身體瓦解的嗎？當時我尚未看到心智與身體連結的曙光，它們是合一的，或者說我的心智比想像中更具力量。當時的我從未想過自己對金錢是憂慮的。我得付帳單，做生意也要錢，更不用說我還要買個訂婚戒指表達我對妻子蔻琳的愛。

直到坐在舊金山的推拿床上我才找到這個連結。當時，我人在我最喜歡的其中一個SPA「International Orange」，或簡稱IO。一個治療師聽到我的下背問題之後，建議我閱讀一本名叫《脈輪的原型》（*Chakras and Their Archetypes*）的書。我竭盡所能地快速跛行，回到我們位於費爾摩街的公寓，然後下訂此書。我永遠不會忘記當我閱讀到關於海底輪（root chakra）——位於下背區域——這個章節時的感覺。書中說，海底輪的能量時常因爲「金錢的憂慮」而被喚起。當時的我不是一個新時代（New Age）的信徒，但從那一天起我就是了。當我讀得更多，我不僅學習到新時代看待壓力和心智力量的方式，也開始了解那些正從後頭追上的相關科學知識。我的旅程才正要開始。

相信自己會痊癒

這個背疾出現在我「全富足」旅程中的早期。當時我跟現在不同，我尚未接觸任何一位精通療癒的專家和醫生，也沒有花很多時間上網搜尋什麼

「L-4-L-5腰椎」或「坐骨神經」，也沒有閱讀那些有關人們活在疼痛中的悲慘故事。

我當時只是想要探索一下瑜伽這個我聽說過的玩意兒。我希望它會有用，然後我就可以避免動手術，而如果它是無效的，那我就得去動手術，然後我還是會好起來。關鍵在於我百分之百相信自己會沒事，我沒有任何一分鐘曾想過我有可能沒辦法走路。

我後來才了解，這個「無論發生任何事，我都會沒事」的信念，或許就是讓我痊癒的真正祕密。

快轉到二〇一二年，當時我們在「綠身心」的公共信箱內收到這封電子郵件：

嗨，你們好，

我是一部新紀錄片《連結》的澳籍製片人，這是一部關於現代科學如何追上遠古智慧，並證明身體與心智的連結確實存在的影片。影片中將採訪許多科學及醫藥領域的專家，我們尚在找尋一些可以讓人信服的個案研究支持這些訪談。這項尋找很自然地帶領我們找到傑森和他的故事，我們希望有機會能與他聯繫並尋求讓他出現在我們紀錄片中的可能性。我們將在二月的前兩週前往美國進行採訪。

希望有人可以幫我取得聯繫。

誠摯的問候，

夏儂．哈維

我第一個想法是：「這是眞的嗎？眞的有人希望我出現在她的影片當中？」然後我領悟到如果他們能用科學支持身心連結這個概念，那將會非常有影響力。夏儂和她的團隊來紐約待了幾個月，針對我的治癒旅程採訪我。在採訪過程中，我甚至發現了更多關於我背部的治癒細節。

從我第一次與夏儂和她的團隊見面至今已經過了將近三年。這部影片《連結》在舊金山費摩爾街上的克雷戲院首映，我還主持了一場映後會談。我分享了與許多專業醫師，包括安德魯．威爾醫師（Dr. Andrew Weil）、賀伯特．班森醫師（Dr. Herbert Benson），和狄恩．奧尼許（Dr. Dean Ornish）醫師，以及那些跟我一樣得到治癒的人們共同參與此次拍攝的心得。

蔻琳和我都很欽佩這部影片，我們也談到一個巧合，舉行首映的戲院其實就在我們以前居住的老公寓對街。我的背在這裡第一次痛得生不如死，就只是七年前，我到處跛行，幾乎不能走路。這是我們搬到紐約之後第一次回舊金山，奇妙的是，我們來到了一切開始的地方。

對我來說，瑜伽（還有相信自己能夠康復的信念）是我處理壓力和背痛康復的關鍵。對於你，它可能會是快走、慢跑，或到健身房健身。那個能讓你遠離桌面動起來的，就是通往健康的鑰匙。要堅持，但不要變得固執。

打造富足人生的關鍵：運動

我所有瑜伽老師朋友都說，人們會開始練習瑜伽最常見的理由是爲了打通自己的滯怠的身體或生活，紓解壓力是最常見的動機。我請我的好朋友，搖滾巨星般的瑜伽指導師凱瑟琳．布迪格，分享了她最喜歡的四個幫助紓解壓力的瑜伽動作。

四個幫助壓力紓解的瑜伽動作

1. **抬腿上牆：**

這是我最喜歡的招牌姿勢。它幫助血液回流，釋放腿部的緊繃，並緩和你的心。先輕鬆地躺下，讓臀部接觸地板，然後一次把一條腿放到牆上。你也可以在臀部下面墊一顆枕頭或抱枕，稍微提高臀部有助釋放脊椎的壓力。停留五到十分鐘，用眼罩或一塊布蓋在眼睛上，然後這個姿勢就會自己發揮效用。

2. **坐姿冥想：**

坐在地板上，或墊一顆枕頭撐高自己，如果這樣你感覺比較舒服的話。深吸氣，在吐氣時唱誦「OM」或其他可以讓你得到撫慰的單詞或梵咒。持續至少兩分鐘。然後繼續保持坐姿，專注在呼吸進出於你的鼻子，閉上眼，或讓視線柔和地看向地板。如果梵誦讓你不太自在或覺得滑稽，那就簡單深吸氣就好，想像正面能量進入你的身體，然後在吐氣時想像所有的負面能量離開你。

3. 臥姿扭轉：

我們的脊椎乘載許多壓力，但其實只需要一個簡單的扭轉就可以釋放滯怠的能量。這個姿勢很放鬆，可以感覺得到依靠，非常舒服。躺下來讓背部接觸地板，膝蓋離地往胸部靠近。接著雙膝互倚倒向一邊，當你的尾骨拉長時，感覺另一側的肩膀融化到地板上。停留八個呼吸，然後換邊。

4. **站姿前彎：**

從腰部向前折，保持膝蓋微彎，雙腳踩入地板。然後手肘互抱輕輕左右搖晃，讓它們自然下垂並放鬆你的脖子。這是一個很棒的方法，可以幫助你釋放身體壓力並驅離腦中的煩惱。如果動作中你的下背不適，讓膝蓋彎曲多一點。如果你的柔軟度不錯，伸直雙腿，保持臀部在腳跟正上方。你也可以讓臀部靠牆，它會讓你保持平衡穩定，幫助你得到更加深入的放鬆。

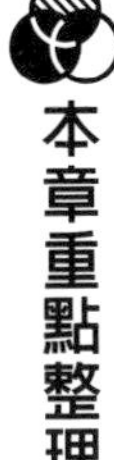

本章重點整理

- 為了整體健康，每天運動是必須的。如果你是顆沙發馬鈴薯，那就從每天走路十五分鐘開始，再慢慢延長時間和提升速度。
- 瑜伽是一個提升柔軟度、減輕疼痛並紓解壓力的好方法，它可以改變人生。
- 瑜伽有各種不同類型，去實驗看看哪一種對你最有用。
- 無論選擇何種健身方式，確定你能持續進行並享受其中，但不要過度執著。就像提摩西．費里斯在他偉大的著作《身體調校聖經》（*The 4-Hour Body*）中提到的：「一個還算不錯，而你也能遵循的方法，會優於一個完美卻讓你放棄的方法。」去尋找某個你願意遵從的事物吧！

CHAPTER 3
工作

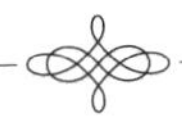

你的時間是有限的，

所以不應該浪費生命過別人的生活。

——賈伯斯

工作不只是爲了創造物質財富，我們在賺得每日所需麵包的同時，也得實現自我並獲得其他報酬，不能只是用來支付帳單。不過，假使我們不滿意現在的樣子，又該如何蓄積能量——時間或資源——打散一切然後重組？我們該如何在害怕與精疲力竭中做出劇烈改變？該如何把爲了錢而做的事，轉化成眞正的「全富足」？我們將在這一章節探討這些問題。我希望接下來的這個故事，可以說明爲什麼帶著熱情工作，會是如此重要。

那是二〇一四年的聖誕夜，我的母親再一次把我從小長大的家變成一個冬季樂園。我的外婆過世之後，她的工作量變得更多了，從前他們可以一起完成十五人份的聖誕大餐。一個人做這件事很辛苦，但我母親還是做到了。

我的表親們，我的姨婆——她是我最親愛的外婆的姐妹——還有我的叔叔、嬸嬸都在，一共十五人。我的叔叔佛瑞德是母親唯一的手足，我唯一的叔叔，他同時也是我的教父。在我的成長過程中，他花很多時間來我家陪我玩傳接球，帶我去博物館。從很多方面來說，他是一個父親，當時我眞正的父親時常不在身邊。

叔叔非常敏銳機警，而且他是一個大傢伙，身高六呎四吋（約一九三公分），肌肉結實。我時常開玩笑說我們家族裡隨便一個成員都很高大，連狗狗們都很巨大！佛瑞德叔叔在完成企管碩士學位（MBA）後，成爲一位商業房地產貸款人。他到全世界旅行，總是買T恤回來送我。那些T恤是多麼幼稚可笑，卻又好像隱含著什麼重要意義。快三十歲的時候，他和幾個夥伴在曼哈頓的成衣區買下一家熟食店。他們經營得很好，因此又買了第二間。我的母親負責訂位，每隔一段時間我就會跟母親一起過去。我很愛那裡，因爲我可以吃任何想要的東西，尤其是那些大大的瑞士三角巧克力。

某一天佛瑞德叔叔在櫃檯工作時遇見了他現在的妻子。幾年後有了第一個孩子，是個男孩，過了一年又有一個女孩。約莫在那個時間點，他決定回到銀行業，爲了讓他逐漸成形的家庭更加穩定。

無論叔叔做什麼工作，他都非常努力。他總是把別人放在第一順位，而且接下來的三十年都這麼做。他早上七點出門上班，常常直到晚上九點才回家。他穿著嚴重磨損的鞋子，並不是因爲負擔不起一雙新的。他認爲，如果有能力爲家人買東西，他卻花在自己身上會很過意不去。他從未眞正度過假，休假時他通常只是待在家裡，休息。不過他也很不擅長休息，因爲他還是常常開著車到處看看哪裡有貸款前景的地產。當他變得愈老，他愈擔心自己會因爲年齡而被開除。他從未被開除，最終，在他七十歲的生日前，他決定退休。

所以當時那個聖誕夜，佛瑞德叔叔終於從廣大的勞動人口中解脫了。終於可以自由休假；終於可以爲了自己而非任何人花錢；終於可以享受生命，重新開始旅行，去阿拉斯加之類的地方——我們發現他一直以來都很想去那裡。然而當天晚上，他搖搖晃晃地緩慢爬上樓，這個曾經壯碩無比的男人現在僅只有一百八十磅（約八十二公斤）重。這個曾經看起來可以喝翻任何酒吧，並與你歡笑暢飲的傢伙，因爲化療而顯得憔悴，如此疲憊以至於他必須到我童年的臥房去小歇片刻。

是的，就在退休之後，他被診斷出結腸癌。他甚至享受不到一個月的退休生活就被確診了。他馬不停蹄地工作近乎五十五年，就是爲了抵達退休這條終點線，他忽視休假，忽視自我照顧（我甚至不認爲他知道這是什麼意思），他忽視任何會爲他帶來喜悅的事情，只爲了多存一些錢供給他的家庭。不過，假**如我們不學著照顧自己，我們就無法繼續支持家人。**

當我輸入這些字時，事情已經過了一年。現在我的叔叔已經無癌了，他採用以前從未試過的、最乾淨的飲食習慣，我們給他喝果汁、吃大量綠色植物、遠離糖分，特別是他過去成癮的蘇打飲料。現在他正在談論他想去百慕達旅行的事，他再次得到了享受人生的機會，而不只是爲了某條終點線工作，一條最終不值得獲勝的終點線。

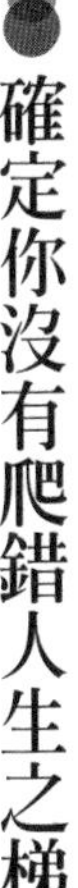

確定你沒有爬錯人生之梯

每個人都有自己的佛瑞德叔叔。我們很多人自己就是佛瑞德叔叔，深陷在追求錯誤勝利的競賽之中。直到最近之前我也是如此。

如同前述，幾年前我爲了工作經常飛行往返各地。飛行的頻率之高使我獲得航空公司的貴賓認證，那表示我可以升級商務艙。對身高六呎七吋的我來說，這簡直是前所未有的好事，因爲我實在很難把自己塞進經濟艙的座位中。

第一次升等時，我著迷了。不過畢竟貴賓還是有分等級，我選擇的聯合航空公司當時提供飛行里程兩萬五千英里的客人「貴賓銀級」；里程五萬英里「貴賓金級」；里程達到十萬英里的被叫做「1K級貴賓」。當你加入聯合航空的1K俱樂部，整個世界看似都會爲你敞開。你會聽到類似這種傳聞：「如果你是1K，百分之九十五的飛行都會得到升級。如果你需要的話，他們眞的會把某人踢下飛機，喬出一個位置讓給你。」

那一年我很快就達成貴賓銀級了，只要我持續搭乘聯合航空，目標很明顯就是1K俱樂部。對於可以達成這個里程碑我感到很興奮，我甚至多付一點錢只為搭乘聯合航空。當時的我正邁向1K，我會抵達一個全新的世界，在那裡我六呎七吋的身體會在頻繁的飛行中更加舒適！

接著我完成五萬英里。此時我仍然對即將達到十萬英里感到興奮，但已經不像剛開始那麼狂熱了。我感覺自己就像身在電影《求愛俗辣》（*Swingers*）的場景之中：強・法夫洛和文斯・范恩開著車從洛杉磯前往賭城，剛出發時他們聲嘶力竭地喊著「維加斯，寶貝，維加斯！」然後他們的長途公路之旅才過了兩小時，「維加斯，寶貝，維加斯。」你勉強還可以聽到他們咕噥著這幾個字。我也有相同感覺，持續不斷的飛行很惱人，它也讓我壞掉的背部更加惡化。當然，我已經擁有更舒適的座位，有更多空間可以伸展雙腿，但畢竟那還是在一張飛機的座位上。

有一次，我看到脫口秀主持人查理・羅斯（Charlie Rose）正在採訪傳奇高球選手蓋瑞．普萊爾（Gary Player）。他是美國職業高爾夫球巡迴賽（PGA）中最健美也最健康的球員之一，蓋瑞先談論他身爲素食者的飲食以及訓練方式，然後他繼續談及一件眞的讓他變得衰老的事：就是長年的飛行——眞是擊中要害。

到了八萬五千英里左右，我已經進入最後衝刺階段，距離1K貴賓是如此接近。我在手提電腦上瀏覽當年剩餘的所有商務旅程。爲了達成1K，我開始尋找透過轉機增加里程而非直飛的機會。就在開始訂定飛行計畫的時候，我停了一下，我因爲下背升起的疼痛而畏縮。

瞬間我清醒了。「等等，爲何我會想要飛這十萬英里？這很累人，把我累慘了。我的背愈來愈糟。這段時間以來，我一直朝著這個目標前進。現在我就要完成了，卻領悟到它根本不值得，它妨害我的健康和幸福。除此之外，我一定是瘋了，才會在可以直飛的時候，爲了達到里程數而訂必須轉機的航班！」我這麼想。

那一年我沒有完成1K。不過爲了工作我還是坐了很多趟飛機，現在的我希望我永遠沒有完成那個里程數。

我只是在談論飛行一年，但你看，這對人生和職涯選擇是個多棒的隱喻！試想如果我追求一條職涯之路，每天像奴隸般工作超過八小時，在公司體系內往上爬，不斷晉升再晉升，二十年後我變得成功又有名？假如在那一切之後，我才領悟自己攀錯了人生之梯？假如用盡一切追求的目標不能讓我得到實現自我的滿足，對我來說就是不對的——這是一個平凡普通的錯誤嗎？

人們時常發現自己攀錯了人生之梯，我不確定是否有任何輕鬆的解決方式。決定離開競賽，走下功成名就的階梯是很不容易的，尤其當你已經取得一些成就的時候。怎麼知道何時該放下忙碌單調的人生？身體的緊張（例如我發作的背痛）是顯示工作壓力正在靠近的一個訊息。

有壓力是正常的，但過多時本質就變了。它開始以不同的樣貌出現，打擊最脆弱的部分。壓力會特別顯露在你身體最虛弱的部位，我的左肩第一次脫臼之後，每當我感受到壓力時就出現陣痛；我的腸胃在旅行或睡眠不足時就會被寄生蟲（或微生物）感染，變得過度敏感。生命一定會有壓力，你要找出解決的方法。當壓力變得冷酷無情，而且總是來自工作時，或許就是思考離開倉鼠跑輪的時機了。

被工作壓力淹沒的徵兆包括嚴重失眠，或是變得沮喪。你可能會憎恨你的老闆或同事，即便他們根本什麼都沒做；可能開始羨慕別人的工作或職務，或前一段時間不需要負那麼多責任的自己。不過**顯示你可能該做個轉變的關鍵訊號很單純，就是你大多時候不快樂**。

如果是這種狀況，你應該再次檢視一下職涯選擇。甚至可能得重新開始並轉換到全新的領域。不過在決定之前必須先反省一下，你要深入面對，並詢問自己幾個嚴肅問題。什麼時候要問這些問題呢？其實相當明顯，假如你已經在思考目前的工作領域可能不真的屬於你，那就問問自己這些問題；如果沒有，或許這個方法就不會那麼有用。

花點時間到書店逛逛商業和自我成長書區，對我來說有很大幫助，特別是這幾本書：《你可以不遷就》《創作，是心靈療癒的旅程》《快樂，從心開始》《激發心靈潛力》。不過，你得確定自己並非「總是覺得別人的比較好」。基本上如果你對於偶有波瀾的職涯還算滿意，而不是每次想到要去辦公室就覺得痛苦，那麼你現處的位置對你來說可能是不錯的。

- 人生中我眞正想要的是什麼？
- 什麼讓我感到快樂？什麼讓我不快樂？
- 令我滿意的職涯是什麼模樣？
- 如何在過想要的生活的同時，盡可能支撐自己和家人的生計？

停下來問問題並實際做出行動，並不保證正確的門會馬上爲你敞開，這或許得花上好幾年，我花了七年。不過我可以保證，假如你願意眞心傾聽，並去嘗試能讓你發現自己眞正想要的職涯所需的工作，那個門一定會出現的，然後你會跑過去，並以多到你自己都無法想像的熱情完成目標。

慢，才是我們需要的

我們A型人格❶是全世界速度最快的人。我們在一天之內完成的事，比一些人花一週做完的更多。我們善於追逐（並搭上）一班地鐵、安排額外的會議。甚至在一個休息日把行事曆塡得滿滿的，我們可以從週末的健身教室直接趕赴早餐約會，接著又是午餐約會，然後天知道接下來是什麼。我們擅長處理事務，不僅處理得穩穩當當，速度還很快。我們奮勇殺敵，努力工作也努力玩耍。我們是自我世界的主宰，過著充實的生命——或者其實並非如此。

我現在相信這種態度全然是錯的，用蠻力和速度取得成功不是正確的方

① 一九五九年美國心臟病專家弗雷德曼（M. Friedman）和羅森曼（R. H. Rosenman）將一般人按其性格分爲兩大類型：A型人格與B型人格。所謂A型人格，是指個性急躁、求好心切、好強爭勝的一種性格。B型人格的人個性隨和、生活較悠閒、對工作要求較寬鬆、對成敗得失的看法較淡薄。

法。當然可以用這種方式完成事情，但我們把生命變得比它所需的更複雜了。我們同時也讓身體和心靈承受更多負擔，這不是什麼老調重彈的新時代思想，我們眞的需要學著讓自己慢下來，然後變得更好。

假如學會放慢速度，我們最終會用更省力的方式完成更多事情。我有兩個幫助自己放慢速度的方式：瑜伽和冥想。你也許可以做很長的散步、做運動、寫日記、聽撫慰人心的音樂、睡個午覺、做點伸展、重新閱讀你最愛的書，或者到大自然裡放鬆一下。對我來說有用的方式不必然對你會有用。

回想一下所有你生命中發生過的美好事件：無論是與夥伴或配偶的相遇，或得到夢想中的工作。你是用多快的速度或多大的力氣求得的？比較可能的情況是：它就這樣發生了。我很確定你一定有全心投入，並打穩根基。可能因爲你的心在前幾段關係中受傷了，因此你成長，並準備好與靈魂伴侶的相遇；或者你投入所有時間在辦公室工作，所以你在公司中晉升得比其他人都快。

每當我發現工作停滯時—當我沒有得到我要的進展，或遭遇某些心理阻礙——我會從努力和放手之間找到平衡去突破。我會努力再努力，然後到了某個點，我選擇放手。我花了許多年尋找完美平衡，透過散步、冥想，或健身，或者就只是在某處做一些可以放空腦袋的事。當我到達極限時我也同時保持警醒，我告訴自己我是開放的，我願意接受其他方案，無論它可能會是什麼。

美國廣播公司資深明星主播丹．哈里斯在他那本很棒的書《快樂，多10％就足夠》中講了一個關於大衛．阿克塞爾羅（David Axelord）的故事。當時阿克塞爾羅正在為歐巴馬的連任跑競選活動，許多麻煩的國際事務都脫離了政府的掌控——歐債危機、蓋達組織、以色列以及伊朗問題。當阿克塞爾羅被記者問到有關這些似乎永無止盡的挑戰時，他說：「我們所能做的，就是做任何能做的事。」我要幫這個回答再加上一句：然後我們需要放手。

當我和我的前三位員工要搬到「綠身心」的新辦公室時，我要求一切都是完美的。我希望每個人在第一天都可以感覺到自己是特別的一員，我準備好名片、筆記本、全新的蘋果電腦，還有符合人體工學的椅子。但後來我訂的桌子遇到麻煩，只有不到四十八小時可以尋找替換品。我驚慌失措，這會讓我的新團隊成員留下可怕的印象。畢竟，他們離開公司體系（而且還減薪），冒著風險到一個新創事業工作——一個沒有桌子的新創事業！

經過幾分鐘的恐慌後，我決定採取行動。我想到紐約市有一個到處都有家具的地方，包厘街，那裡有很多家具供應商。我暫停片刻，決定放開這個棘手的狀況，相信無論如何一切都會沒問題。接著我趕去包厘街，五分鐘內就找到了我的桌子供應商。他的桌子品質還比我們原本的好，價格又比較便宜。從此之後我們一直都跟他買桌子。

我的意思不是你應該偷懶，但你需要挑選出眞正重要的事，而非每件事都用盡全力。這是A型人格的挑戰，我們許多人，包括我自己，都在其中掙扎。我們只會更加努力、更加快速地工作，試著去撞倒一扇尚未準備打開的門。我們也可以聰明一點，準備好去應對另一扇即將開啓的門。要找到其中的平衡是如此困難。按照輕重緩急做事，但不要僵化固執。

賣命工作的效果有限

一天工作十六小時並不代表你是有效率地運用時間。我們大多數人，除了那些特別幸運的少數，必須要努力工作才能成功，但如果缺乏組織能力和效率，那你就只是在浪費時間。

在許多企業文化或社交圈中，工作到凌晨兩點或熬夜通宵是一種榮譽，另外有一些工作當死線逼近時，不眠不休地工作是必要之惡。不過大多時候不是如此，眞的不需要這樣。當我專注在擅長的事物上時，我能把事情做得很好，而且速度又快。當我做不那麼擅長的工作時，速度比較慢，成果也只在還過得去的程度。當你必須專注在你使不上力的事情上時，假如時間允許，試著將這類型的任務委託給團隊中其他比較擅長的人去做。

如果你是一位擁有員工爲你工作的管理者，或者你是一個企業家，學習分派任務是個關鍵。一開始，你應該是自己做所有的事情，但隨著責任和事業規模漸增，你會開始雇用人手。你必須放下什麼事都想自己來的想法，特別是那些你並不特別擅長的事。否則你將會發現自己花在工作上的力氣和時間，反而比以往任何時刻都還多。

我們該如何知道自己是有智慧地工作，還是工作過頭了呢？對我來說，關鍵在於是否在做擅長的事，是否找到**心流**。

我們該如何找到「心流」？這裡有個例子。某個晚上你熬夜到凌晨兩點，試著精算一個不符合你期待的財務模型。這原本應該是會計或某個數學專家同事該做的事；有另外一個工作也需要熬夜到凌晨兩點，寫一篇會讓你興奮不已的文章。這次你的靈感源源不絕，在你來得及發現之前，六個小時已然逝去。是的，同樣都是工作了相當長的一整天，但其中有所差異。你找到「心流」，在那個狀態中時間宛如靜止，你完全沉浸在當下的事物中。電腦工程師會在寫程式的時候找到「心流」，一如作畫中的藝術家、作曲中的音樂家，或者任何正在做自己所愛之事的人。

當你找到自己的「心流」，你其實不算眞的在工作。你並不是強迫自己工作，而是已經消融在創造力與專注力之中。找到「心流」，你將會擁有人生中最棒、最讓你滿足的工作成果。你正在「心流」之中嗎——心無旁騖地專注在當下，而非每五分鐘看一次手錶？還是你正在浪費時間？時間是我們最寶貴的資源——盡情享受它吧！

提前設想三個行動

假如你正在尋找夢想職業，或者純粹只是想轉換跑道，都該先想好往後三步的行動。逐漸進步的同時，把心思放在最終想去的那個地方。我的妻子，蔻琳，就是運用策略，轉職到理想職場的一個最佳的案例。

蔻琳有時尚零售產業的背景，他在老海軍／香蕉共和國（Old Navy/Banana Republic）待了七年。但就跟我一樣，蔻琳對於健康產業很有熱情，也想要脫離那個時尚小圈圈。她下一個工作是在沃爾瑪擔任資深採購。現在任何看到蔻琳履歷的人，都不會將她看成只在時尚圈工作的人。蔻琳的再下一份工作是亞馬遜，她在那裡負責女性服飾的快閃銷售。即便這個職位尚屬時尚領域，但它是電子商務——全世界最大的電子商務公司，蔻琳仍然處於那個功成名就的小圈圈之外。因此當紐約一家新崛起的果汁公司在尋找能在銷售、採購以及電子商務上，懂得建構具規模又有運作效率的系統人才時，蔻琳在亞馬遜及沃爾瑪的經驗終於將她帶進了健康產業。

蔻琳對於可以進入健康產業非常高興，結果這個工作卻是災難一場。找到一個你有熱情的職位並不必然是一帖靈藥，不過這確實讓她更靠近理想一步。這些工作是到達理想之前的三個行動，她最後，也是最棒的一次轉職，是來到「綠身心」。你說這是裙帶關係？或許是吧，但蔻琳的重要性比任何我雇用的員工都還高。身爲新創事業的一員，她在綠身心草創時期，每個晚上和週末都投入在工作中（持續了三年）。然後她以無薪實習的身分全職工作了兩個月，向團隊證明她確實善於銷售和也能增加收入，其實那就是她以前在做的工作。她還接受大幅度的減薪。她幾乎比公司內任何一個人都更認眞。

提前設想往後的三個行動是一個很棒的方式，不僅適用於職場，也適用在人生上。對於你需要的技能定好策略，面對必要的練習，或者去做一個可以讓你更接近終極目標的特定工作。其中一個最簡單而可行的做法是免費的：「領英」（LinkedIn）。搜尋那些擁有你夢想職業的人，看看他們是如何做到的。有些人從生涯早期就專攻某個領域，這樣的途徑比較單純；然而還會有另一些曲折也更有趣的故事，這條路上的人來自多樣的背景。

盡可能找出他們，試著取得聯繫。藉由共同連結取得轉介的機會，你會驚訝於這件事其實相當容易，人們是多麼的靠近，尤其是透過共同認識的人取得連結。美國商業作家麥爾坎．葛拉威爾在《引爆趨勢》中談論有關「弱連結」的威力，許多類似領英的人脈網站有大量的弱連結可以幫助你踏出第一步！幫助你找到下一份工作的人大概不會是你前五個最親近的好友，相反的，你朋友的朋友也會有自己的交友圈——你的弱連結——在找工作的時候，他們最終會變成最強而有力的結點。而且當你對領英一類的網站非常精熟時，我打賭那些各異其趣的背景和成功途徑會對你有所啓發，讓你開始思考自己的下三個行動。提前設想接下來的三個行動，同時認清一個事實：可能不會是前一、兩個工作就帶你完成理想。

讓職涯與熱情結合

我一直很喜歡閱讀企業家的故事，例如歐普拉、理查·布蘭森，以及賈伯斯。他們不僅擁有驚人成就，而且對工作的每個面向都充滿激情。他們的工作反映出人格特質，我要的就是這種人生。我想創立一家我非常熱衷的公司，一家啓發人們去過更好生活的公司。同時我也喜愛媒體以及創意自由，我想要以我身爲人的這個身分成就某些事情。

二〇〇二年，當我首次決定成爲一個企業家時，我對我的事業將要如何成形毫無概念。我試著讓公司（或許還稱不上是一家公司）符合一些我想要的特質，我把每件事都當成學習的機會，幫助我加大事業規模、拓展視野。我花了十年才找到它。假使我想在第一天就達成夢想的模樣，我將被困住，永遠無法完成。

迷戀一個特定頭銜，或汲汲追求特定公司、特定產品都是容易的，但那實在太狹隘了。首先，如果那個頭銜其實並不適合你，如果產品不能引起市場反應該怎麼辦？第二點，你的動機是什麼，你的初衷是什麼？假如你展開新事業，有可能是因爲你想替人們解決問題，同時你也渴望自己的創意和財務是自由的；假如你想要某家公司的某個頭銜，有可能是因爲你渴望這個職位的責任和潛能讓你成長。但如果你想要的只是頭銜或地位，那就是錯的工作動機。

試圖開展新事業或追求晉升之前，**想想為什麼你會想要所有你想要的東西**。反思這項工作或職位有什麼優點，瞄準你想學的東西、想見的人，還有你想建立的一切，但別輕易讓自己沉浸在白日夢般的美好劇本之中。假使如此，你很可能一輩子都等不到你想要的東西。就像我說的，計畫接下來的三個行動，會幫助你縮減等待的時間。

有一些很成功的事業和職涯都是因爲變通得來的。你知道「Instagram」一開始是一個叫做「Burbn」，內含遊戲功能的定位應用程式嗎？它的表現不好，因此合夥人重新商議，決定刪掉所有功能，只保留分享照片的部分。他們改用「Instagram」之名重新上架，接下來的一切，你都知道了。

打造富足人生的關鍵：工作

我的好友史考特，有機棉公司「織態」（Loomstate）的共同合夥人兼首席執行長，爲「找尋夢想中的工作」這件事提供了以下建議：

當我們談及「工作滿意度」以及「職涯發展」時，通常會把人們分成兩個陣營。如果你是少數天生就被賦予優勢或權力的群組，諷刺地，你也可能相對比較難「被滿足」；大多數的我們背負沉重的責任和義務，它會是尋求轉職提升的限制。

說到底，無論我們所謂「夢想中的工作」是什麼，追求工作中的樂趣是最基本也最重要的。把工作當成遊戲，眞正去服務他人，同時（爲別人）減輕痛苦，是我們所能追求的最高回饋。每個人都有獨特的性格和渴望，這也讓他們的旅程變得特別。努力在自我表達和自我犧牲之間找到平衡，是引導我前進的方針。我們最終的快樂和滿足來自於持續進步（學習），處於愉悅而有活力的群體中，並因奉獻得到認同。

停下來反思職涯是否令你滿意是一件好事，必要時就調整路線。當你眞誠面對自己，並時時檢驗走過的路，會出現各種徵兆，無論是指示你做出改變，或者確認你正處於正確的位置上。有一個實用方法可以提供評估：用一系列的「如果……那麼……」問題在重要決策上指引行動，開啓你的「職涯GPS」來定位。然後問自己更多深入的問題，並分辨你所有欲望之間的細微差異。試著問自己以下這些問題：

你擅長做什麼事？五到十年之後你會在哪裡？什麼樣的生活型態最能讓你快樂？你想要在哪裡工作，你希望在你身邊的是什麼類型的人？你正在爲靠剝削致富的資本家工作嗎，而且/或者你每天都害怕去上班？

你和任職公司或客户擁有相同的價值觀嗎？你是如何達到你現在的位置的？（是被招募的，或者自薦獲得？）你有家人或孩子要養嗎，你有巨額債務或就學貸款嗎？（這些或許會影響你的取捨，但千萬別對現實或道德規範妥協）。你現在正在做你喜歡的工作，或正在鍛練自己嗎？還是就「只是個工作」，而你常想像著自己在做別的事？

當你開始看到自己的位置，看到自己的答案，朝著理想調整職涯的樂趣就會開始出現了。

要在工作和個人生活中取得滿意、滿足的均衡是一種藝術，也是科學。透過檢視自己的基本需求和健康狀態，我們可以在相關的選項和喜好中安排出優先順序。努力在職涯中弄懂自己所愛爲何的人，人生通常會比較快樂，因爲透過工作狀態的評估，他們有計畫地讓自己變得更好。

本章重點整理

- 因壓力產生的生理症狀可能是一種徵兆，顯示你需要從你死我活的競爭中離開，並探索其他對你更有意義的事業。
- 你必須努力工作以獲得成功，但如果欠缺組織能力或效率，就只是在浪費時間而已。
- 如果你是單一個人，試著以漸進式的方式進步，把你嚮往的目的地持續放在心中。如果你是一個企業家，專注在你想要從事業上獲得的、創造的價值（還有賺錢的方式）。不管是哪一種，準備好接受各種變動。
- 同時需要運用知識和創造力工作時，「心流」狀態最愉快也最有效率。當你對時間的流逝毫無察覺時，你知道自己正處於心流之中。

CHAPTER 4
相信

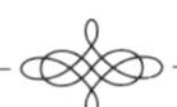

相信自己做得到，你就已經完成了一半。
——西奧多·羅斯福

「相信自己」是成功的一個基礎，無論在職場、愛情或人生皆然。事實上，它是「全富足」的奠基石。不過當事與願違時，我們該如何保持信念？

如果我們企圖爭取就讀一間學校、一份工作，或一段感情卻遭到阻礙時，要怎麼做？該如何扭轉情勢？

將想法視覺化是信念很重要的一部分，其中包含三個要素：**相信**、**看見**、**行動**（我將會在這一章中對三個要素個別闡述）。

我們也必須相信宇宙會給予支持，我們會在生命的正確時刻出現在需要出現的地方。這種態度不是放棄或宿命論，相反地，是接受宇宙有一個我們可能尚未察覺的安排要給我們。假如你不相信上帝或宇宙意志，那或許廣義的樂觀主義可以支持你。如果你也不太相信樂觀主義，那伊利諾大學在二〇一五年有一份研究顯示「最高程度的樂觀主義者，擁有理想心血管健康的可能性，是時常悲觀的人的兩倍」，所以保持樂觀最起碼能讓你的心更強壯。

堅持信念的一個方法——即便一切都亂了套——是理解你只有在回顧時才可能將那些點串連起來。

> 這些串連無法預測，只能回顧。你必須相信你所發生的點滴，終將在未來由點串連成線。

賈伯斯在這場著名的史丹佛演講中說的這些充滿智慧的話語，是完全正確的。我曾因沒有得到好機會而失望多次，即便如此，最終通常出現了更棒的機會。現在我只能相信，所有的一切都是最好的安排。

串點成線的實例一

高中第一次看完《動物屋》（*Animal House*）之後，我就愛上這部電影。它的拍攝背景是六〇年代的達特茅斯兄弟會，當時我認爲這座學院應該就像在螢幕上看到的那樣，永無止盡的派對，充滿小酒桶和浴袍，還有最棒的豬朋狗友。

高中時我是籃球隊的中鋒，我一心想到達特茅斯學院打球。達特茅斯的教練也相當看重我。他很積極地招募我，他和首席助理教練開車到我家，遊說我和母親讓我進入達特茅斯就讀。後來事情的轉折點在於，運動員需要提出申請並獲得許可才能進入常春藤盟校；如果是非常春藤的學校，運動員只要簽署一份文件即可入學。

我決定把所有雞蛋都放在達特茅斯這個籃子裡，而非等待到四月，向所有對我招手的常春藤學校提出申請。那個教練說我是十拿九穩了，但我沒有，我後來沒能入學，因爲我的班級排名非常糟糕。班級排名連同學術水平測驗考試（SAT），再加上在學成績就是學業指數（Academic Index）——常春藤盟校用來檢視運動員是否達到學業標準的準則。

當時的我大受打擊，但現在我很慶幸自己沒有去達特茅斯。我成長於紐約附近的長島，一定會恨死待在新罕布夏某個不知名地方的感覺，而且我不會喜歡校風這麼保守的學校。現在我知道當時我若去那裡一定會很悲慘。哥倫比亞大學完美地與我相配，它就剛好位於我家後院。而且要是我沒去哥倫比亞大學，我就不會遇上我的妻子蔻琳（我們透過一個和我一起上大學的共同好友的妹妹相遇），也不會交到這些讓人難以置信的朋友們，和所有驚奇的經歷。當然，回到當時，沒有進入達特茅斯對我來說是個巨大打擊。我們只有在回顧時——事後將這些點串連起來——才能清楚看到那其實是一連串意外的好運。在達特茅斯學院和哥倫比亞大學之間猶豫不決，顯然是一種無病呻吟，但對一個十七歲的孩子來說就像整個世界陷入危機一樣。

串點成線的實例二

大學二年級的暑假我到華爾街實習，地點是培基證券（Prudential Securities）的交易所。在我讀過商業作家麥可．路易士寫的《老千騙局》之後，這裡就是我的渴求之地。書中描繪八〇年代，所羅門兄弟投資公司（Salomon Brothers）與正處於黃金時期的證券交易市場。我當時對債券交易員華麗的生活型態著迷，更別說他們賺了多少錢。債券交易員在各方面看起來都比華爾街上的任何一個人都更加機警世故，他們思考的方式、穿著，還有昂首闊步走過交易大廳的姿態，至少對一個二十二歲，沒什麼人生經驗的人來說他們看起來是那樣。

在哥倫比亞大學的最後一整年，我爲了尋求一個入門級的債券交易職位，面試了華爾街上所有大公司。其中一些我甚至沒有通過第一輪，因爲我的學校成績很糟糕。我當時天眞地認爲因爲我的大學生涯自始至終都是運動員，成績不好應該不會有什麼影響。我錯了，我當時成功闖入摩根史丹利的最後一關，從早上八點到下午五點在那裡面試了一整天，一關接著一關。全部十二關的面試狀況都很棒，除了一個眞的很在意我GPA❶成績的女士。我有感覺她那一票最具關鍵性，最後我也果然沒有得到合約。

來到一九九八年五月，我畢業了，仍然沒有工作，不是因爲我不夠努力找工作。我持續與哥倫比亞的校友交流，拓展人脈，並參加任何債券交易員的面試機會。我對即將展開人生的新頁感到非常興奮，因此我用畢業獎金買了五套便宜西裝。當時我認爲從被雇用到上工之間，應該不會有足夠時間去採購。結果到頭來我完全不需要那些西裝，之後再來談這件事。

我當時認爲培基會是我最後的依靠，畢竟我曾經在那裡實習，而且每個人都喜歡我。其實我不是眞的想要去培基，因爲它的聲譽不如其他公司。但我眞的需要一份工作，因此我去找一個前一年夏天認識的債券部門主管談話。當時我們已經討論出擔任交易助理的薪資，兩萬八千美元，但他說必須等待一些正式手續完成才能給我這份工作。

交易助理不會眞的參與交易，他們跟在交易員身後，處理文書工作的同時學習交易竅門。基本上就是個閃閃發亮的咖啡小弟。這個工作將持續兩年，然後假如人家認爲我幹得還不錯，才可以開始做交易。這並不是我想像中的好的開始，但我當時極度渴望馬上開始工作賺錢。當我還跟母親一起住在市郊的家中時，我的大學朋友們都早已踏上人生的下一階段：在曼哈頓生活、賺錢、去高級餐廳用餐或參加派對（對當時的我來說，這是獨立生活最吸引人的部分）。

我存了一千美元，以做爲緩衝用的資金來說並不多。我的朋友們都很大方，一起出門時他們都幫我買單。不過我想要的是獨立，我不想要成爲某人的負擔。同時間我也無聊到近乎瘋狂，我藉由每天到體育館健身保持忙碌，後來我因此鍛鍊出人生中的最佳體態。同時我也花好幾個小時到當地的書店精讀商

---

①成績平均積點，Grade Point Average，縮寫爲GPA，是大多數美國大學及高等教育院校所採用的一種評估學生成績的制度。

業書，但還是不夠。我已經等不及要展開全新的人生了！但無論我多用力推，它就是沒有發生。

每週我都向那個主管確認消息，但都是同樣的回覆：「尚在等待批准。」好幾週過去了。三個月後，我還是沒有工作合約。我當時並不知道，在幕後，債券市場正因爲怪物級的對沖基金，長期資本管理公司（Long-Term Capital Management，LTCM）的瓦解而毀滅。政府最終貸款給LTCM三十六億美元做爲紓困。同時，培基整棟樓層的債券交易員都被毀了。這件事發生時，整條華爾街上的每個人都在應付LTCM瓦解的後果，以及在市場上引發的「級聯效應」[2]。這也意味著我想成爲債券交易員的夢想不會實現。

這個時候是九月，我已經找工作將近五個月。我一直都很積極，但此時漸漸變得絕望。我去參加任何面試，我就是想要工作。我去商業不動產公司面試，但那個職位不能馬上上班，而我不想等待。我還去面試銷售影印機的工作，人事經理瞄一眼履歷，然後看著我說：「你不會想要這份工作。相信我，你應該要在其他地方工作才對。」

接著我去一家公司面試一份股票經紀人助理的工作，在那裡我平均每天要撥一百通以上的銷售電話，打電話賺錢。負責人事的傢伙以前是大學啦啦隊隊長，在學時他的隊員想必跟他相處得不好，因爲他眞的表現出自己是個難搞傢伙的樣子。大多數的人在面試一個前大學運動員時不會質疑他們的敬業態度，而會把它視做具備某種程度的競爭能力。不過這個傢伙眞的很想強調他工作有多認眞，而他又是如何擔任啦啦隊隊長的角色，他的隊員又是如何不聽話。我根本插不上一句話。他讓我覺得我正在進行一項療程而非嚴謹的面試，我是一個治療師，同時也是出氣筒。最後我也沒有得到那份工作。

這段時間，我有三個大學時代的好兄弟到一家叫做哈特蘭證券（Heartland Securities）的日間自營交易公司，從事股票買賣工作。基本上這個工作就是運用公司的錢來做買賣，但無需與客戶交流。在那裡工作的人被全權委任上場交

---

②指一系列連續事件，前面的事件激發後面事件的出現。

易賺錢，就是如此。獎金無需協商，端視交易的利潤和虧損而定。爲公司創造愈多利潤，就爲自己賺愈多錢。這對一個渴望賺錢的人——我，極具吸引力。我的好兄弟們也都做得相當不錯，他們每個人在第二年就都賺了超過六位數字的金錢。

當時我從未想到要申請哈特蘭，我的朋友們去那邊工作純粹只是因爲在那裡不需要穿西裝，而且擁有完全的自主性。從許多面向看來，它簡直是一家反華爾街的公司，相對於那些白鞋子❸、冷血的地方，在這裡工作的人看起來根本像是從五月花號下船那些人的後裔。這個地方完全是一個精英聚集地，你的父母是誰，或你屬於哪一個社交圈一點都不重要，而且沒有任何政治角力。他們只在乎你有多聰明，多有競爭力，還有你的賺錢能力。總而言之，他們喜愛來自常春藤盟校的運動員。

考慮到自己已經沒有太多展望，我決定去哈特蘭面試。當我聽得愈多，我愈覺得這個工作很適合我。起薪比大多數華爾街公司還要高，而且我對於三個月就可以開始交易這件事感到很滿意，在其他地方我必須先端上兩年的咖啡。哈特蘭在十一月雇用我，我去考取「Series7 & 63」❹執照並在一九九九年一月四日開始上班。當年我賺了七萬美元（薪資四萬，佣金三萬）。二〇〇〇年，我賺得超過八十萬美元（薪資四萬，佣金七十六萬）。然後我甚至不需要穿西裝！

假使當初我獲得培基的工作，我將會在一年後，當整個交易所廢棄時被資遣；假使我被任何一家極具聲望的債券交易公司雇用，我永遠無法像在哈特蘭的前兩年那樣成功；假使我從一個交易助理開啓職涯，我至少必須花五年才能賺到那個程度的錢。金錢很棒，但並不是這個故事的重點。最重要的是，若非

---

③在美國傳統中，歷史悠久（通常超過一個世紀）、信譽卓著、專做大生意的專業服務機構，如投資銀行、律師事務所，通常被稱爲「白鞋公司」。這個詞最初帶有貶義，現在則是一個中性稱謂，代表業內頂級的名望、聲譽和專業水準。

④Series 7是指美國證券業執照考試；Series 63代表紐約州證券法。

如此，我將花更多時間才會理解金錢並不能買到我尋找的幸福；我將花更多時間才會找到目標、人生的新路，還有熱情。

我爲那些未被應允的禱告感謝上帝！

如同賈伯斯所說，這些串連無法預測，只能在事後回顧時把點串連成線。人生中我一次又一次地跑向關閉的門。我渴望某個方向，但無論多麼努力嘗試就是得不到。那就像我試著撞開一扇深鎖的門，但其實旁邊就有另一扇我可以輕鬆穿越的門。我的名字就在那上面，只是我尚未察覺。

串點成線的實例三

待在華爾街將近四年之後，我搬到華盛頓特區，在一個醫療衛生的新創事業工作。當時我被捲入公司的政治氛圍，因此決定到華盛頓工作。我甚至申請了一份擔任議員新聞祕書的實習工作。不過沒有人雇用我，因爲華爾街的背景與這份工作沒有關聯性，而且我只想實習幾個月。我用盡全力尋求一份入門的工作，讓我可以在華盛頓展開新生活，但我就是沒被雇用——再一次我爲此感謝上帝！如果當時在那裡展開新的職涯，我可能現在還住在那邊，那麼「綠身心」將永遠不會出現。

我的整個人生中，有過非常多次努力追求某件事，或極度渴望某件事，但門就在我面前甩上的經驗。假如你已經生存在這個星球上夠長的時間，我相信同樣的事情也曾發生在你身上。別誤會，我相信我們該努力工作、用力捶打那扇門，但到了某個階段你必須放手，讓上帝，或者說宇宙，爲你展示你的路。那就像是你到了一個再也無法承受的極限時，就該放棄。你雙膝落地祈求指引，在那個瞬間，讓某人（或其他的什麼）來接手。

唯有如此你才能找到最適合你的東西，而不是你認爲什麼適合你。然後——雖然不一定會立即出現——另一扇門會爲你開啓。

你只能驅策自己到一個程度，然後在某個時刻，你必須相信命運會爲你帶路。我相信生命沒有巧合，任何事都是緊密連結的，而我們的現狀很精準的就是我們該在的位置。你或許不會知道爲什麼，你或許怨恨你的現狀，但時間會逐漸讓一切明朗。

壞事發生的時候

接納極端事件的發生並不容易，例如死亡、疾病或苦難。有些時候，這些壞事發生在眞正的好人身上，它們毫不留情地出現。當我們正經歷屬於個人的九一一事件時，沒有任何事能讓我們得到慰藉。有時候我們永遠找不到方向去串連這些點。

當這樣的事件，例如在我高中時父親的死亡，發生在我身上時，我必須將它們擺入名爲「無解」的抽屜中。我在電視上聽到知名傳教士約爾．歐斯汀（Joel Osteen）講述這個概念讓我很有共鳴，不好的事發生時是找不到答案的。尋求一絲希望，尋求串點成線，只會帶來更多痛苦。脫離這種苦痛唯一的路就是不再尋求解答。我知道這件事說易行難，但把事件放入「無解」的抽屜中，經常是幫助我們脫離悲劇的唯一方法。

我也相信上帝／宇宙，隨便你想怎麼稱呼，知道我們的極限在哪裡。我第一次聽到「上帝了解你的極限」的概念，是來自一個不太可靠而且有點偏頗的來源，前美國國務院國務卿康朵麗莎．萊斯。二〇〇三年，萊斯在華盛頓的一間教堂談論她的信仰。那段時間伊拉克的狀況惡化，她飽受抨擊。新聞記者一直纏著她，而她正回答觀眾的提問，關於她如何依賴信仰度過這些困難的時光。我很驚訝她竟然願意在一個正進行類似市民會議的教堂中回答這類問題，不過她確實這麼做了。

演說過後，我領悟到每當我感到再也無法承受的時候，正面的事情通常就發生了。美國詩人亨利．朗法羅的這句話，是我最愛的經典名句之一：

低潮不過是潮汐的輪替。

我從生命中發現這是真的，我相信上帝／宇宙只會給你挺得過去的考驗。

有時候你的極限會超乎你的想像，而且也會隨著你經歷更多傷痛而成長。

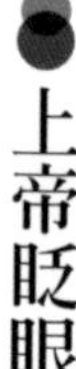

上帝眨眼

有時候事情會從細微處介入，一位極具啓發性的作家史達爾稱之爲「上帝眨眼」。上帝眨眼是一種小小的提醒，告訴我們隧道的盡頭有光，有人正關注著你，而你正走在正確的道路上。

二十多歲的某一段時間我因爲分手而心碎，同一年的第二次。我心痛近乎發狂，心想「爲何上帝又再一次如此對待我，就在我剛結束一段漫長而痛苦的關係之後？祂讓我再進入另一段關係，只是爲了讓它如此可怕而突然地破碎？」我感到空虛、悲慘，給自己再多美食美酒都無法減輕痛苦。

當時我還處在失去父親的傷痛之中，但因爲生活的腳步太快而沒有領悟到我從未好好處理這件事。這件事也讓我知道，華爾街的成功並不能爲我帶來幸福，我感到很沮喪。唯一的例外是我從爲別人花錢這件事情上得到快樂，那比賺錢更加愉快。我把錢捐給對我有意義的事物上，例如哥倫比亞大學和北野山高中的籃球發展計畫，過去我在這兩個地方學到很多。我買一輛車給母親。我請所有朋友喝酒吃晚餐。那一年，我花了非常多錢在「棕櫚」，一家鄰近曼哈頓劇院區的牛排館，他們還把我的肖像擺到牆壁上。我的諷刺畫像就像三明治的餡料一般，夾在美式足球明星喬．拿瑪斯和電影明星亞當．山德勒之間——我因爲一句「那個在拿瑪斯和山德勒旁邊的傢伙是誰啊？」而萬古流芳。花錢在自己身上並不能塡滿我的空虛，這對我是很重要的認知。金錢只有在分享財富的時候才會眞的豐足。對當時的我來說，這代表分享大量的馬丁尼調酒和牛排。我的意圖是對的，但執行方式不好。

當時我已經準備好要吃一記當頭棒喝。對我和很多其他人來說，那是九一一事件。這次攻擊讓我知道自己嚮往均衡和滿足，而非夜間震耳欲聾的音樂和激情，或汲汲追逐著錢幣的狂躁生活。我訝異地發現自己對於目標和意義的思考超越了銀行帳戶。同時我也累壞了，我正在開始明白健康比體面來得重要。當時我的工作和感情都讓我不快樂，我想知道什麼能眞正讓我快樂。

我們都曾有詢問「爲什麼是我？」的時候。別誤會，當時我的人生還是很好的，我的朋友和家人都很健康，我的職涯很成功，不過我還是非常不快樂。我剛剛提到的分手的隔天，我正在搭公司大樓的電梯，一位很有魅力的女士在出電梯前稱讚了我。那正是我當時最需要的，上帝的一次完美眨眼。我的心境立即發生轉變，我知道我會沒事。我知道上帝正在看著，祂有祂的安排，而且也知道我的極限在哪裡。

我曾經經歷遠比心碎分手更嚴峻的狀況。當時我下跪哭泣，感覺自己再也撐不下去了，並準備放棄。不過現在我知道潮汐總是會輪替，上帝的眨眼經常是一個提示，而轉機會在你達到極限時出現。

在那個點上我們必須放手，並相信宇宙或上帝會給你你需要的東西，雖然不必然是你想要的。有時候我們確實會得到我們想要的，但有時候不會。唯有在傷痛離去之後，我們才能把所有的點連結在一起，並看到它發生的理由和其中的意義。

該怎麼透過回顧來串連起你人生中的那些點呢？你可以問問自己以下這些

問題：

想想關於一些結果不如你想要或期望方式所發生的事，那有帶來世界末日嗎？現在，列出因爲不如你意進行而產生的一到兩件好事，即便是發生在許多年後的也算。

找出另外兩個例子：你在當下認爲是負面事件，回顧時串連一切才揭露一絲希望。

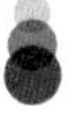

一線生機

我相信這是眞的……你必須去做所有能做的事。你必須盡你所能地努力工作。然後假如你保持樂觀，就有找到一線希望的機會。

我在電影《派特的幸福劇本》中找到這句很有力量的名言。它例證了保持正向積極與期盼好事之間將會發生平衡，在此同時，我們不能只是被動等待。

你不能只是坐著期待好事發生，你必須努力工作。我的第一個又大又痛的「烏雲銀邊」[5]，是出現在籃球混戰中的右腳三級扭傷。三級扭傷比骨折還要嚴重。總而言之，這個傷帶來難以想像的疼痛，而且發生的非常不是時候。它妨礙了我的速度和跳躍力，最終傷害到我的籃球生涯。我從未找回身體原有的敏捷性，也花了許多年才釋懷。以前我從頭到腳都認定自己是一個球員，我當時吸引了許多隸屬大東部聯盟和大西洋沿岸聯盟大學的注意。這個傷讓我週復一週地復健，承受著必須盡快好起來的壓力，最終造成右腳腳踝永久性的傷害。

不過這個傷確實讓我的人生變得更好，因爲它幫助我開拓視野。我仍然努力復健想重新回到球場上，但已經不再執著於最高等級的大學籃球戰場，我開始考慮在更以學術聞名的學校打球。

我也同時明白受傷這件事隨時都可能發生，而且不是只發生在運動員身上。有可能你今天還很健康，明天就必須與復健戰鬥，讓身體找回以往行動能力的一半。我必須思考什麼事情對我是眞的重要，然後我領悟到生命中還有很多比打籃球更重要的東西。

這個扭傷是讓我永久改變想法和目標的「銀邊」。事後回顧，無論如何我是避免不了這個傷發生的。我的人生中充滿了銀邊：與曾經很愛但會讓人抓狂的那些女友分手；在浴室摔倒，最終讓身爲交易員的我避免掉巨額的財務損失；還有一些我原本認爲很完美有潛力的投資者，最後卻因爲不明原因沒有成功。在每個案例中，我都從令人頭痛和心煩的大麻煩中被拯救出來。我相信烏雲的銀邊充斥在我們的生活周遭。但就如同派特所說，你必須努力工作才會發現它們。

---

⑤源自俚語「Every cloud has a silver lining.」，意指黑暗的背後可能就是光明，「silver lining」引申爲一線生機的意思。

相信之前，你必須先看見

幸運的人擁有從厄運中看見光明面的能力。同時他們也了解自己不能坐等好事降臨，相反的，他們必須讓其發生。視覺化（Visualization）會是領悟眞實「全富足」的關鍵，但做法比許多人想像中的還要多一點。

我對許多心靈導師抱持的疑慮在於，他們傳達出一種「你所有的一切是被授與的」的訊息。沒錯，我眞心相信我們全都値得擁有很棒的生命，充滿幸福、健康和富足的生命。不過我同時也相信它來自於一個三步驟的過程：相信、看見、行動。你不能只是肯定自己，想像或祈禱，然後就認爲你想要的東西會神奇地憑空出現，我認爲多數的宗教信仰都支持這個說法的。讓我來解釋一下這個流程。

第一個步驟是**相信**。你必須相信，否則你完成不了任何事。假如你不相信自己會遇到靈魂伴侶；假如你不相信你會獲得加薪；假如你不相信你有辦法減重，那麼在開始之前結果就已經確定了——它不會發生，沒什麼好多說的。

我傾向於計畫做大事，並相信它會成眞。舉例來說，當「綠身心」草創於我們布魯克林的小公寓時，我就想像它會變成一個深具影響力的媒體，然後會將「健康是可得的」這個概念傳達給大衆。我從未視之爲一個個人部落格。事實上，在人們說它「就只是個部落格」時，我會糾正他們。我把它看得更大，我總是相信自己。我也相信任何人一旦下定決心，就能完成任何事。

如果相信自己（「全富足」的關鍵要素）對你來說很困難，那麼就從相信你可以完成一些小事開始。我指的不是面對鏡子重複肯定自己，但我確實相信文字的力量。寫下你的小目標，例如「我今天要吃一頓充滿綠色蔬菜的健康午餐」。同時也要想像：你要吃什麼樣的綠色蔬菜？甘藍還是菠菜？你要搭配扁桃或胡桃嗎？你的配料嚐起來如何？想想看當你吃完這頓健康又美味的午餐，你的感覺會有多棒。趕快去準備你的沙拉，並好好享受它。你決心去完成某件事，而且已經完成了。

不斷重複從小事裡取得成功，最後你就可以完成更大的目標。你現在在做的，就是讓自己習慣去完成大聲說出來的事情。這是一個充滿力量而且有效率的方法，幫助建構你的自信心。

現在來談談當你已經學會「相信」之後的部分。下一個重點是**看見**，假如你沒看見你要去的地方，那你怎麼會知道該怎麼從A點去到B點？假如你要從紐約開車到洛杉磯，你必須有一張地圖或GPS讓你知道該怎麼走，否則你最後可能開到溫哥華去。

舉例來說，如果你要尋找的是一個靈魂伴侶，你必須預見你要找的這個人的樣子，我指的不是生理樣貌。將那些對你而言很重要的特質形象化，並想像擁有這些特質的人會出現在什麼地方。減重也是一樣，創業也是，實際上任何事都是如此。你要看見自己是如何到達你想去的地方。計畫並不非得完美不可，而且它時常會出現變化，但你要從預見它開始做起。

第三個步驟是**行動**，去做你決心完成的事。假如你試著減重，你相信自己可以減掉二十磅，你也可以看見自己每天走路二十分鐘，並不再攝取糖分——很好，現在你要確實去執行這些事。即使減重這件事比較像是設定目標，跟運氣比較少關聯，但就某種意義上來說，它仍然跟創造自己的運氣有關。它改變你看世界的方式，因此你改變了自己的人生。

如果你眞的想要一個充滿幸福、健康和豐足的人生，這是三個讓你成功的關鍵原則。你在瑜伽墊上或健身房裡（或在辦公室或晚餐桌前）的行爲舉止，會對整個人格產生影響。因此你有責任在生命的各個場合和面向中，創造屬於自己的好運。

打造富足人生的關鍵：相信

阿維娃．洛姆醫師（Aviva Romm M.D.）是一位耶魯大學出身的家醫科醫師、助產士、草藥學專家，也是一位作家。關於視覺化，她這麼說：

想要變得健康，需要你做出很多負責任的選擇。不過一旦你知道怎麼做，它就會變成你人生的道路。雖然我們經常在走得夠遠之前就放棄了，或者我們甚至從未開始，因爲我們不相信自己可以變得像渴望中的那樣健康。

變得健康這件事最困難的地方在於，**改變信念**。一旦我們做了，這個改變將能永久持續。

我們之中大多數人都被教導健康是非有即無的，例如：它就存在基因之中，沒有人跟我們說它是可以被控制的。我們通常對自己的身體和改變事情的能力抱持負面想法，把健康交到專家手上；我們專注在遭遇的阻礙上，因此困住自己。然而，其實我們的心智對於外在發生的事件有著巨大的影響力。對於健康，我們可以用另一種觀點看待，並創造它。

舉例來說，運動員會在事前想像自己在場上獲得成功的每個細節和樣貌。

- 比約恩・博格：七〇年代的世界冠軍網球選手，他在尚未把球抛到空中之前就會先視覺化最後的樣子，藉此擊出完美發球。
- 傑克・尼克勞斯：高爾夫球世界冠軍，他說：「即便是練習，我在擊球前都會在腦中非常銳利、專注地想像。從沒有任何例外。」

•瑪麗・盧・雷頓（Mary Lou Retton）：第一位在奧運贏得體操個人全能項目金牌的美國人。她在一次《時代》雜誌的採訪中提到女子全能項目的決賽前一晚，她躺在床上在腦海中預演著她的表演。

•嘉比・道格拉斯（Gabby Douglas）：另一個奧林匹克體操冠軍選手，也使用同樣的方法。「我先在腦中想像想要完成的地板動作，然後我走出去，完成了這一生最棒的表現。它證明了我的心能產生巨大的力量。」

想變得健康我們需要相信自己，創造新的思考模式並持續實行。我們藉由視覺化來取得成功，就跟世界級的運動員一樣。

想得到健康，我們必須在真的達成之前就用健康的樣子（或者健美、苗條，或睡得更好，你自己填空）來看待自己。我們要把自己想得更好一點，這是一種情緒健康和心智的再教育。當你第一次嘗試時，給自己約二十分鐘時間，確實預視你想要創造的夢想。之後，你可以每天練習兩分鐘，一生受用。

步驟如下：

- 找個安靜、舒適的地方放鬆二十分鐘。準備一本筆記本和筆在手上，或你最愛的電子書寫裝置也可以。確定你已經排除所有會讓你分心的東西——手機、小孩、伴侶、電子郵件。你想要保持專注。
- 閉上眼睛，做四次深呼吸，深深地吸氣，然後深深吐氣。
- 現在確認你想要創造的目標。盡量詳細而精確，想像你完成目標時的感受，以及當時所處的環境。想想你的穿著，你看見什麼，聞到什麼氣味，你的朋友或你愛的人對你的改變有什麼反應。想像它已經發生。
- 用你的心捕捉這個畫面。（同時也把它寫下來，你就不會忘記！）
- 每天都重複這個流程幾分鐘。
- 你可以透過以下的自我肯定，來加強這個新的練習：

我很棒，

我可完成任何事，

我已經準備好要成功。

要做出某個抉擇時，確定你喚醒了腦海中的那個畫面。例如你在瑪芬蛋糕和蔬菜與鷹嘴豆泥之間做選擇，或者你猶豫著到底要出門快跑還是繼續黏在臉書上的時候。

當你爲了自己的健康做出改變的時候，不要遲疑，使用視覺化這個方法。

你愈常預視目標，它就愈接近你，成為你的現實！

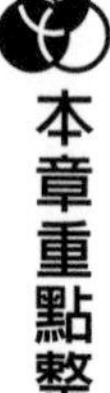

本章重點整理

- 只有在回顧時，我們才明白生命中的一切都是以最好的方式呈現。我們必須在事後將點連成線。
- 無論事情看起來多麼無望，試著了解上帝/宇宙正在關心你。我們要在努力工作的同時保持信念，並學會放手，相信有人正在你的背後支持著。
- 幸運的人可以從他們的不幸中看到光明面。他們了解隨著時間推移，原本看似不幸的一切都會變成機會。
- 「視覺化」有三個步驟：相信、看見，和行動。缺少其中任何一項你都無法達成目標。

CHAPTER 5

探索

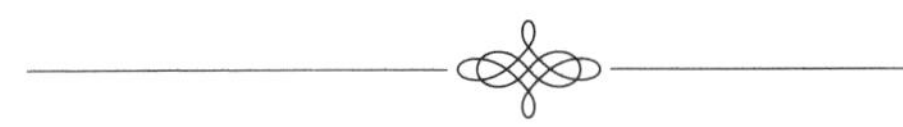

當你跳舞，你的目的不是踩到地板上某個特定位置，

而是好好享受過程中的每一步。

——偉恩．戴爾，美國重量級心靈導師

通往「全富足」的路途上，我們可能會繞一些遠路。只要你秉持探索精神看待它就不是壞事。在完成人生最嚮往的模樣與工作的途中會有許多曲折，它提醒我們成功之路在任何地方都不會是筆直的。假如我們可以保持堅毅的態度面對緩速或失速的狀況，我們將比起那些一路順暢的人帶著更多知識和韌性完成目標。

整個大學與高中時期，我做過很多古怪又糟糕的工作。有些是有趣的，但另外一些則否。不有趣的那個分類裡，我是餐廳打雜小弟、洗碗工，我也曾經在倉儲物流公司工作過。我還送過啤酒、擔任餐館的櫃檯人員，也曾在游泳池邊賣過速食。我做過的事還包括當保鏢、DJ，還有酒保。某個夏天我去當民主黨的安全人員，還加入總統車隊。我也曾爲了競選活動拉票而站在街角發送傳單。

讓我們從史上最糟糕，可能也最讓我大開眼界的工作說起。在我成爲哥倫比亞大學新鮮人之前的夏天，我到一個在地的遊艇俱樂部當打雜小弟。那個場景就像美國體育題材喜劇電影《瘋狂高爾夫》（*Caddyshack*），但更糟糕。有個傢伙酷似泰德·奈特（Ted Knight）飾演的那個角色——嘉治·斯麥爾，他甚至帶了一頂相同的船長帽。在這個現實版本的《瘋狂高爾夫》中，唯一的問題就是沒有讓人心情愉悅的魯尼·丹佐菲爾德（Rodney Dangerfield）和吉維·蔡斯（Chevy Chase）。深入談論這些遊艇俱樂部的人之前，我先解釋一下這個工作爲什麼很鳥，也爲什麼它是一個如此寶貴的經驗。

首先，打雜小弟是個很難應付的工作。要不斷俯身替客人倒水、收盤子，或做其他每一件枯燥乏味的事。猜想人們什麼時候會用完餐並不是件有趣的事，尤其在一個鄉間俱樂部。一般餐廳爲了增加收入都希望翻桌快一點，老闆想要多一點人坐下來用餐。所以如果能愈快整理好一張桌子給其他人使用就愈好。

但在一家鄉間俱樂部，情況正好相反。這些成員和賓客想要坐一整晚，交際應酬，讓自己被看見。他們不想離開，因爲也沒其他地方可去了，沒有任何翻桌的誘因。人們逗留一整晚，爲了清盤子我必須在旁等待，這實在很折磨人。身爲一個打雜小弟，我要做的就是收盤子和整理餐桌，但在這裡餐桌從未換人坐。晚餐不斷延續，我永遠無法眞的結束工作。對了，這個俱樂部的政策並不要求服務生分享小費，所以他們沒有這麼做。這些就是我在漫長的兩週後就離職的原因。

我在此學到的是：我討厭愛慕虛榮的人。俱樂部裡的人對待服務人員像在對待二等公民一樣。許多服務生移民自墨西哥，我看到這些勞工的處境有多艱難。他們一群大約十個人，擠在俱樂部又小又糟的宿舍生活。他們存下每一分錢，並寄回家鄉給家人。我是一個眞的很討厭這份工作（還有那些客人）的白人小孩，但任何時候我都可以辭職。他們卻沒有任何選擇，這份工作是他們的一切。

強尼是其中一位勞工。他的英文不是非常好，但他眞的很賣力工作。某個週六夜晚，我們爲了某個傢伙的五十五歲生日聚會而忙碌。這頓晚餐一再地持續著，整群人喝醉後變得愈來愈興奮。大概在午夜時分，強尼問我能不能掩護他，因爲他必須趕去下一份貝果店的工作，要在清晨四點上工！這個二十五歲年輕人的人生，就是在午夜從一個爲一群勢利的人整理桌面的鳥工作，跑向即將在四個小時後上工的貝果店。嘿，這難道不會讓我領悟到自己有多幸運嗎？

總之，這個鄉間俱樂部的工作，還有其他服務業的經驗（酒保、打雜、保鏢），讓我學會很多關於人和工作的事。我學到這些工作眞的都很辛苦，一直站著，站到屁股都要爆炸，然後客人惡劣又混帳到讓人難以理解。某次我在泳池邊的點心吧台遇到一位只想點半份薯條的女士，她也只想付一半的錢。當我說我無法滿足她的請求時，她咆哮著說：「現在的年輕人沒辦法做決定！」這其實有點幽默，因爲我確實有做一個決定，就是我不會幫她點半份薯條。

不過還是有一些顧客眞的非常友善。我永遠不會忘記當酒保時遇過的所有給小費超級大方的客人。這些男男女女出現時臉上總是帶著微笑，把「請」和「謝謝」掛在嘴邊，他們總是留下不錯的小費。

在服務端工作的人們支撐著我們的日常生活。我們在任何地方都會遇到他們：買咖啡、通勤，或在超商排隊結帳。這些服務我們，替我們收錢，然後幫助我們達到目的的人，是日常生活的支柱。他們如此認眞工作，他們做這些事並沒讓自己賺很多錢，卻讓我們的生活更加便利。因此，至少我們可以在每次有機會的時候，都友善而大方地對待他們。

在服務業工作的經驗教會我一些不可思議的人生課題，那讓我變成一個更好的企業家和執行長。我每天都帶著其中一個理念去工作：**沒有任何工作是小事**。即便我們有好幾十名員工，我還是自己倒辦公室的垃圾，我也爲此感到驕傲。

精通生活的藝術

許多人，特別是那些住在紐約的人，都有一段後九一一時期的反思和對生活的檢視。對我來說，如同前面有簡短提到的，這場悲劇促使我開始質疑自己在華爾街的人生。我引擎全開，在高速公路上全速行駛了三年。如同大多數的交易員，我在週間瘋狂工作然後週五走出大門時非常倦怠，準備好用週末的派對來忘卻一切。

我並不是在突然間就決定我恨交易的，但在內心深處，我知道已經是極限了。我感覺自己走向一段關係的終點：可以撐著再試試看行不行得通，但爭執已然發生，而且那些行爲已經讓關係永遠改變。爲了賺錢而賺錢，對我再也沒有意義。

然後我在一本充滿啓發性的書中看到一句箴言，心情不好或迷失時，我經常看這本書。英國教育家傑克斯（Lawrence Pearsall Jacks）在《寓教於樂》（*Education through Recreation*）這本書中如此寫道：

一個精通生活這項藝術的大師，他的工作與玩樂並無太大區別，他的勞動與閒暇；他的心靈與身體；他的教育和休閒；他的愛和信仰。他很難將這些事區分開來。他純然藉由他所做的一切來追尋完美的模樣，他是玩樂或工作留給其他人來決定。對他來說，這些總是一起發生的。

當我讀到這裡，我立刻知道我必須離開交易員的生活。不僅如此，我知道我想要成爲一位精通生活藝術的大師，即便當時的我並不知道那會以什麼形式呈現，我甚至不知道有什麼意義。我不知道我想要的是自我和工作產生連結的感覺，藉此我的工作和人生目標將能彼此融合、互補。

我花了將近十年才完全做到這件事，這個過程遠非一條筆直的直線。裡頭充滿著許多停頓和重新開始，迂迴波折，但最終我達成理想。我不會稱自己是大師，但現在我眞正做到工作同時玩樂，玩樂的同時工作。每一天起床，我都感覺自己正在追尋個人心中最完美的模樣。

我如何走到現今所處之處的故事是一段漸進的覺醒，犯了無數錯誤，最終才將行動和我想要成爲的樣子調整在一起。這不是一個「醜小鴨變天鵝」的故事，但一個人由全然不富裕的心態來到眞正豐足的地方，這遠比物質上的富足更加珍貴。

二〇〇二年離開華爾街的時候，我認爲自己擁有足夠的財務後盾可以供應我找到眞正的天職。我打開眼睛尋找交易以外的機會，我想要一個企業家會有的那種自由和冒險，那看起來是一條符合傑克斯觀點的路徑。

在此同時，我一些交易桌前的朋友正在投資一家醫療衛生新創公司。這些好夥伴是我認識的人當中最聰明的一群。那一家公司的財務結構很結實，投資報告看起來擲地有聲，我也相信他們的產品對此領域有所貢獻。我投入非常多錢在這家公司上，有得到回報的信心——委婉地說，並沒有。我加入他們幾個月就離開了，最後它一敗塗地。

這一切會發生都肇因於傲慢。我的夥伴們和我當時對醫療衛生的領域甚至沒有任何深入了解。要是有的話，至少那家公司營運上的某些問題在一開始就會被我們看出來。經過這次失敗，我學到商場上很重要的一課，儘管代價非常昂貴：假如你在分析一個不太熟悉的生意領域，那無論你有多聰明都不是重點。

這是我對一些企管碩士抱持的疑慮。你可以分析全世界所有的案例研究，跑數字跑到臉色發青，不過知識和現實經驗是無可取代的。我同時學到創業不僅只是談論風險和報酬，還包括專心致志地投入時間和精力，並持續關注。在投資一項計畫之前，要先讓自己成爲一個專家。毫無疑問地我學到了一課，但我對於下一步該怎麼走卻沒有想法。

這家醫衛公司將我帶到華盛頓，我想要待在這裡直到想出我的人生到底他媽的想要做什麼。我重新開始交易，這次是在自家公寓裡，常常只是足夠支付帳單的程度。事實上，此時我感覺自己像在學習放掉我在華爾街學得的一切。我沒有任何動力去獲取金錢上的成功、競爭，或贏得一大堆財富。

相反的，我讓自己去感受失去和不確定性。我相信如果我把自己放到外面那個世界，自然會找到棲身之處。我到教堂和慈善廚房擔任志工。我去國會山莊實習。我花了無數時間在巴諾書店的自我成長書區，有天下午，當我正瀏覽宗教信仰書區的走道，碰上了另一段影響我很深的短文。

想像你自己是一間有生命的房屋。上帝走進來重建它。一開始，或許你可以理解祂在做什麼。祂正在疏通水管，塡補漏洞等。你並不驚訝，你知道這是該做的工作。不久之後祂開始敲擊房子，用一種毫無道理可言並讓你難以忍受的方式。祂究竟在忙什麼？祂正在建造一間與你所想相當不同的房子，這裡加上新的側廳，那邊再多弄一層樓，蓋高塔，建庭院。你以爲自己會是一間還算得體的小別墅：但祂是在建造一座皇宮。祂自己想要進來住在裡頭。

當我讀到這句出自英國作家路易斯的《返璞歸眞》這本書的箴言時，我感到有種渴望在隆隆做響。它證實了我的直覺，我應該要臣服於正在顯露的事情，而非試著讓某事發生。他同時也激活了我對可能性的感知。我想要一座皇宮，在那裡我和自己，以及比自己更大的目標產生連結。

答案是什麼？起司蛋糕。我透過低熱量、低糖的飲食保持健康和活力，但是起司蛋糕一直是我的甜點克利普頓石❶（Kryptonite）。這是我唯一知道如何烘培的東西，而且我做得很好，這都要感謝教導我如何烘培的外婆；這是我每個假日都會做的餐點。每當我烤起司蛋糕，都會感覺自己與某個對我意義非凡的人產生連結。對我來說，起司蛋糕代表「愛」。

我決定讓起司蛋糕成爲我的未來。不過不只是隨便的起司蛋糕：一塊低熱量的起司蛋糕。低糖、低熱量的飲食方式正蔚爲風潮，也因爲我自己透過這種飲食方式保持活力，我想成爲流行的一部分。我認爲低熱量的起司蛋糕對被剝奪甜食的那些飲食控制者來說，一定會是個完美救星。當時我對健康醫療還一

---

① 一種只存在於超人漫畫的虛構礦物。超人的故鄉克利普頓星具有大量克利普頓石，在不同溫度下可變成不同顏色，這種礦物一直不爲人知，直至克利普頓星大爆炸才讓它們隨著超人的飛船到達地球。

無所知，但我很懂起司蛋糕！我對於知道天然食品爆炸性的市場感到興奮。在我第一次創業失敗的兩年之後，我把腳放回到水中，但很快地我完全被淹沒。

我開始販賣起司蛋糕，從專注在零售生意轉成電子商務，但最終我必須結束經營。我又花了另一個三年投入到一件有意義卻沒有成果出現的事情上，除了得到一些告訴我什麼不要做的寶貴經驗。

這一次傷害很大。我傾注我的心和靈魂（還有錢）在一項對我有眞正意義的生意上。我如此相信自己，所以我也停止一直有在持續的小型股票交易。我可以再回去做交易，但我強烈感覺到那是一根我必須擺脫的拐杖，否則我永遠無法全心投入自己去成爲一個企業家。

因此三十歲時，我摸摸鼻子搬回家與母親、外婆同住。我無法相信自己變成衆多搬回家住的年輕人之一。兩年後，我仍然住在那裡。

這段期間，我覺得自己是個失敗者，一個比較高，比較運動版本的喬治·康斯坦扎（George Costanza）——電影《歡樂單身派對》裡的一個角色。若在其他時候，我會提起足夠的精神與高中和大學的舊朋友取得聯繫；或者我偶爾會與一些看起來爲了工作或事業把自己充飽電的人見面。我知道我在踏出下一步前要像他們一樣充飽電，我也知道我很迫切地需要收入。同樣重要的是，我想要有一個夥伴給我腦力激盪，並幫助我解決那些伴隨每次新冒險出現的困難。

在某個時間點上，我決定停止對自己苛求，放手並保持低調一段時間，讓事情自然發展。我是一個進取心極強的傢伙，每當事情出了漏子——你從前面的內容已經知道——我總是相信最後一切都會回到正軌。我知道這是讓我不屈不撓持續創業的關鍵，接受失敗、停滯，然後繼續前進。目標和時限很重要，但有時候你就是必須相信：「我不知道會是什麼時候，我不知道會是什麼方式，但我知道一定會發生。」

結合你的價值與熱情

在我的起司蛋糕和另一個有機餅乾生意失敗之後，我開始明白我的心是屬於健康這個領域的（是的，有點諷刺的是最終讓我對有機產品和環境產生熱情的是餅乾）。

我想成為這個更大領域的其中一員，並做出一些貢獻。更精確地說，我想要將食物、環境、瑜伽這些我已經開始學習的東西，傳遞給跟我一樣正走在發現自我之路的人。這是從我開始創業以來的第一次，我感覺到路易斯和傑克斯的箴言正實現在我的生命中。我正完全重新奠基，而且我能看到個人激情和職業熱情即將產生交集。

我也知道無論我的下一步要做什麼，那都不會是一個單一產品。我不想要再寄送包裹或處理庫存，我一直認為如果要傳播想法、創造改變，媒體是最好的途徑。那就是我想要的東西，當時我還不知道我的新事業的確切內容會是什麼，但我已經有了一個名字——「綠身心」。我感覺想像中的畫面開始成形，那將會是一個致力於健康和幸福的網站，極具啓發性、飽含資訊，也會很有趣。對我來說會是一個很不錯的起點。

有關綠身心的故事還很長。事實上，我們甚至尚未觸及皮毛。我相信我們所有的捐助者、讀者和瀏覽的網友都正重新創造一個強而有力的健康行動。我最深層的希望是這些行動，或某種程度上這本書能對那些想要**重新定義自我幸福、健康和「全富足」的人有所啓發，那並非一蹴可幾，它是慢慢滲流入你的生命，並永遠佇立。**

我堅信要在工作中結合自己的價值和熱情這件事，雖然現實中並非每個人都有選擇權。

假如你無法做出這樣的選擇，我會建議你把熱情帶入工作之外的每件事上，無論是興趣、旅行、或家庭……每件事。那些可以將熱情與工作結合的人有時看起來就是幸運，但我相信你可以創造自己的運氣。

如何創造自己的運氣

運氣是什麼？是命運嗎？還是機會？是上帝正在對你微笑？再猜猜看。這句話是《幸運的配方》作者李察．韋斯曼博士說的。經過三年研究，韋斯曼得到一個結論：**幸運是可以學習的**。他將幸運的概念拆解成以下四個原則：

1. 最大化所有可能的機會：

幸運的人在生活中創造、留意，並且追隨每一個可能機會，就事業上而言，我相信這是成功的關鍵。你必須將機會最大化，並讓事情成真。有時候這些機會什麼都沒達成，但有時候它們會改變你整個人生。如果什麼都不做，那當然什麼都不會知道；就算失敗了，至少知道你曾經嘗試過。就像冰球名人堂選手韋恩．格雷茨基（Wayne Grezky）曾經說過的：

「沒有出手，就等於百分百的失手。」

2. 聽從直覺：

幸運的人藉由直覺和本能反應做出成功的選擇。我們都有直覺，應該要多關注一下它們。

3. 期待美好未來：

對未來的期待，幫助幸運的人實現夢想和野心。

4. 逆轉運氣：

幸運的人擁有從在厄運中看見光明面的能力。

一切沒有捷徑

我們談一些關於尋找天職的事：你還是得做枯燥乏味的工作。我相信很少人能在年輕或剛出社會時就知道自己的天職是什麼。一般而言，很早就發現的人是創作者或運動員，他們對自己的天賦充滿熱情，事實上他們的腦子裡想的全是那件事。

這是非常稀有的狀況。對大多數人而言，做枯燥乏味的工作是尋找天職必經歷程。經由高中或大學時期那些早期工作，你會發現自己擅長和不擅長的領域，更重要的是，你喜歡或不喜歡。我發現人們對於工作的感受，經常是和實際狀況失聯的。

舉個例子，當時我人在華盛頓，我認爲國會山莊的工作會非常刺激。就像影集《紙牌屋》一樣，會有許多心機和手段。不過，現實並非如此。相反的，這份工作的內容集中在修改文句和閱讀資料，再加上許多交際應酬。它一點都不像凱文·史貝西讓你以爲的那麼刺激！或至少在實習的等級並非如此。

尋找熱情的時候，你必須保有耐心。像我就是年復一年地尋找，我認爲二十多歲就是拚命工作、學習、增加技能，同時也開始了解什麼是自己喜歡或不喜歡的——基本上就是**發現自己是什麼樣的人**。三十多歲時，你開始了解自己了，然後才能開始建構與自己相符的人生或職涯。四十多歲時，可以再試著進一步打磨你的事業，讓它更聚焦於你的愛好。

不過你不需要辭掉白天的工作來做這件事。你可以在下班之後順從你的熱情，或開始建構你想要的人生。我的妻子蔻琳跟我一樣對健康事業充滿熱情。她寫部落格，然後在晚上或週末，做任何我需要她幫忙的事。因爲當時「綠身心」只有一個全職員工，就是我。我最棒的共同創辦人提姆和卡佛也是一樣，他們白天上班，晚上六點過後和週末就開始編寫程式碼。

你的愛好不一定得是經營或創辦一家公司。你可能熱情於吃好的餐廳、與朋友玩在一起，或出去旅行，這都很好。這種情況我建議你可以建構出一個允許你做這些事的生活，我相信每個人都能順從自己的渴望。我們需要的是探索眞正的熱情。

打造富足人生的關鍵：探索

我一直受到我的企業家夥伴喬・克羅斯（Joe Cross）的鼓舞。他拍了一部紀錄片，《瀕死胖子的減肥之旅》（*Fat Sick & Nearly Dead*），紀錄他自己的一段旅程——如他所述：「減輕一百磅然後快樂一千倍。」以下是他邁向「全富足」的路上學到的七件事，跟我的想法如此相符，因此我要跟各位分享。

1. **傾聽你的直覺**。讓它從你個人的需要和欲望中浮現，即便一開始你可能搞不懂它的意義，但你將會對自己接下來所做的事感到驚訝。
2. **懷疑是正常的**，但別讓它得勢。有意識地消除懷疑，藉由相信自己的信念。
3. **相信別人，但別太天真**。學習你不懂的事，並找到能幫你補足缺點的專家。一旦你找到他們，保持尊重和信任。

4. **按照計畫進行並堅持到底**，但意識到你要花費的時間和代價，有可能比你想像中還加倍的多。

5. **別怕出糗**。儘管有可能是一個公開的失敗。

6. 會有一條職涯之路讓你賺到更多的錢，但我可以保證**錢真的買不到幸福**。健康和幫助別人才會。

7. 記住，**任何成功都含有一定成分的運氣**。別錯把運氣當成自己的天賦。對於你碰到的好運心存感激。

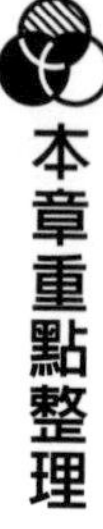

本章重點整理

- 骯髒汙穢的暑期打工是幫助你認識人和人生的好方法。別認為自己低就於任何工作，把它當成經驗的學習。
- 為了順從自己的愛好，首先需要找出它是什麼。唯有如此才能去追尋夢想。
- 保有耐心尋找你的熱情，可能會花上很多年。你不需要為了尋找它而辭掉白天的工作。
- 成為一個精通生活藝術的大師，將工作與玩樂、勞動與閒暇合而為一。

CHAPTER 6

呼吸

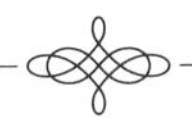

你不能阻止一道浪，但可以學習衝浪。

——喬·卡巴金，正念減壓創始人

身體與心靈的連結，是「全富足」的一根支柱——而冥想（meditation）是基石。不過有些人一講到冥想就畏縮，他們覺得自己永遠做不到，因爲無法專心、沒有時間，或者因爲有一顆「躁動的心」。這些都是不正確的訊息，只要你可以呼吸，你就可以冥想。就是如此，就是這麼簡單。即便過去許多年來斷斷續續都有在冥想，我也是直到最近才認眞地把這件事納入日常例行事項當中。爲什麼是現在？生活在「綠身心」之中，我感覺自己在身體和環境方向做得很好，但我沒有持續鍛鍊心靈。

在我們二〇一四年舉辦的「新生」活動中，作家兼新聞主播丹．哈里斯清楚說明了鍛鍊心靈就跟鍛鍊身體一樣重要。聽完他的演講，我決定在四十歲生日之前做一個改變。從當時到一年後的現在，我每天都冥想兩次，每次二十分鐘：一次在早晨，一次在下午或傍晚。我已經變得很能維持紀律，即便有時候會錯過其中一次冥想，但我幾乎沒有偷懶過任何一天。

總而言之我著迷了。在每次冥想之後，我感覺像是有一道心霧自腦中升起消散。我感覺更放鬆，更平靜。我對內在的覺知比以前都更敏銳，我驚豔於許多巧合的發生，對外在事物的感知也更強烈。如果我感到快樂，幾乎是欣喜若狂；如果我正在吃一道我最愛的料理，它的味道嘗起來甚至比記憶中的更棒。

自從認眞維持每天的冥想練習，我就好像經歷了人生從黑白電視轉變爲一台附有衛星訊號的高畫質電視的過程——更銳利、更多彩，還有更多頻道！它現在是我日益增長的健康和幸福工具包裡最愛的新道具，我希望你也可以試試看。早上吃早餐喝咖啡前，我會先刷牙然後坐在床上冥想二十分鐘。傍晚時，我會偷偷溜到一間會議室，在裡頭冥想二十分鐘。如果因爲時間的關係沒辦法完成，回家後我在晚餐前會先冥想。

你不需要花很多時間冥想，每天五分鐘就可以從中獲益。有些練習正念冥想的人會在每日通勤的公車或火車上，讓自己專注於某件特定的物品、呼吸，或身體部位。

創造靜謐的空間

如果你在家冥想，或純粹想要有個更有氣氛的放鬆空間，先細看一下那些你在生活環境中已經創造的感覺或能量。你知道那種一踏入SPA或度假勝地就立即感覺到放鬆或像是禪意的感受吧？那不是意外，事實上那種印象是刻意營造的。我非常相信舒適的空間能提供幫助這件事，無論是家或咖啡店，你都需要一個最佳的工作、玩耍，或放鬆環境，這是一種藝術。

一個簡單的概念：**去除雜亂**。擺脫舊事物讓房間煥然一新，要知道一張雜亂無章的書桌等同一顆雜亂無章的心。我不認爲你需要一間大房子或很多錢來創造一個讓你感到舒服的空間。我和蔻琳有些簡單的做法，例如擺一些蠟燭在房間周圍，掛上喜歡的畫作，不要堆積太多雜物，特別是舊衣物，六個月內沒穿過的東西，我們就把它捐給善意企業（Goodwill）。同時我們也不買東西堆放在家裡，我們發現保持單純讓我們快樂很多。

我的朋友達娜．克勞塔德（Dana Claudat），一位風水專家，有幾個可以幫助每個人把家裡布置得更像聖殿的訣竅：

- **睡覺前至少一小時把明亮的燈和電器用品關掉**。盡量把它們擺放較低的位置，創造一個沉靜而有感受力的空間。
- **質感很重要！**放小毛毯和更多枕頭在你的起居室或臥房。如果你有一個非常硬又冰冷的地板，即便只是軟軟的拖鞋都能產生很大作用。
- **調節氣溫**。過冷或過熱都會爲身體帶來壓力。調整室內溫度，別讓它們過於極端。

- **去除任何你不喜歡或負面的東西**。你可能沒有認眞注意過家中的每一件物品，例如一些你並不眞的喜歡的畫或印刷品，你留著只是爲了讓牆上有些東西。不要這麼做！雜亂是個需要滾蛋的負面訊息！
- **點亮，簡單的芳香蠟燭**。例如那些用薰衣草精油製成的蠟燭，能讓生理和心理都更放鬆。
- **給自己「專屬空間」，可能是一些枕墊、壇台，或一個角落**。你可以在那裡冥想、喝茶或咖啡，或單純只是休息。
- **親近自然**。藉由盆栽或陶器或甚至水晶等具有大地氣息的物品，將大自然的感受帶進家裡。

我發現這些訣竅都很有用，無論是三百平方英尺的工作室，或三千平方英尺的房子。任何人都可以用很低或幾乎不需成本，就立即完成以上的所有事。

身心的連結

我現在已經深植在「全富足」的世界之中，我眞實感受到我的朋友麗莎．蘭金博士（Dr. Lissa Rankin）稱之爲「心靈更勝藥物」的力量（它同時也是一本暢銷書的書名）。麗莎在書中分享了一些跟心靈療癒力量有關的，不可思議的奇聞軼事。其中一個「紅色高棉的瞎眼女人」的故事吸引了我的目光。

一如安．哈靈頓（Anne Harrington）在《內在療癒》（*Cure Within*）中所述，有兩百個目盲的案例被報導。她們這群柬埔寨女人被紅色高棉強迫眼睜睜看著她們生命中的男人被行刑和屠殺的過程。後續檢查找不出她們的眼睛有任何生理上的問題。那些嘗試去解救她們的人得出結論：因爲被強迫目睹令人無法忍受的景象，「她們全都不斷哭泣，直到眼睛再也看不見東西」。

哇，如果這不是一個關於壓力能帶來巨大力量的故事，那我就不知道它是什麼了。我全心相信疾病和肉體的傷不是事情的主因，相反地，是那些傷害周遭的壓力使它惡化。如果某些悲慘，甚至會威脅生命的事發生在你身上，你怎麼可能沒有壓力？

我從中學習到的是，**無論你的感覺多糟，或者面對多麼嚴峻的健康考驗，你必須相信自己會復原**。不管恢復需要多久時間，或甚至狀況沒有進展或更加惡化時，你都要相信自己最後會沒事。

你的心影響著你的身體

你的身體並沒有控制你的心，相反地，是你的心指揮身體。這個陳述不是在傳播新時代（New Age）思想，它有科學支持。

我人生中最可怕的一天發生在二〇一二年五月二十一日，我確定蔻琳也同意。當時我在我們布魯克林的公寓外面工作，準備好那一天要上傳到「綠身心」臉書頁面的文章，蔻琳在到中城上班前預約了她在曼哈頓的醫生。當我在那個清新的春天早晨接起電話時，我立即感覺事情非常不對勁。蔻琳在哭，幾乎說不出話。假如你曾經經歷過這樣的時刻，一個你愛的人打電話給你而你不知道為什麼他們如此悲痛，你知道這絕對很糟糕。時間就像靜止了一般，一個憂慮的刪節號填補了永恆。

蔻琳吐出這些字句：「我現在要去急診室，他們認為我的肺部有栓塞。」我的心一團混亂，我做一次深呼吸然後說：「你會沒事的，我愛你，你會沒事的。我現在馬上去醫院。」我關上電腦。

接著我跑去攔下一輛計程車，打電話給母親告訴她發生了什麼事。她說：「外婆在照看她，蔻琳會沒事的。」這件事發生在我外婆去世的幾週之後。上帝不會在我剛失去外婆之後帶走我的妻子吧？祂會那麼殘忍嗎？我不這麼認為，但在那個當下我沒有時間思考，我就只是在腎上腺素的分泌之下狂奔。

我搭上計程車從布魯克林飛馳到紐約大學醫院，比從蘇活區出發的蔻琳還要快抵達。我當時不知道自己比她早到，而且我沒有辦法聯繫到她，因此當我沒找到她時我開始擔心起來。「她沒來醫院？她昏迷在計程車上了嗎？」我這麼想，然後狂暴地奔向醫院的另一個入口，詢問她是否已經報到，他們說沒有。我再跑回原來的入口，蔻琳的計程車剛好到達。

我終於鬆了一口氣。接著我們被帶進醫院，蔻琳做了所有你預期得到的檢查。同時我上網搜尋任何我找得到的肺栓塞相關資訊，一開始我發現網球名將小威廉絲也曾經有過肺栓塞，接著我讀到這東西可能致命。我搜尋到的一切都很可怕。

醫生問的第一個問題是：「你們最近有搭飛機嗎？」我們一週前才剛從邁阿密飛回來。當時蔻琳有腿部痙攣，不僅沒復原狀況還惡化。那天早上我堅持她要去找她的醫生，因爲她異常疲憊，咳嗽，甚至有點呼吸困難。如果你知道該怎麼判斷的話，其實所有的症狀都在叫喊著：「這是肺栓塞」。然後他們問她是否有服用藥物，她有。

經過更多檢查和X光照射之後，結論是蔻琳確實有肺栓塞。醫師說她有很多凝血，很幸運的是她沒有中風或死亡，死裡逃生。當天晚上我們並排著躺在醫院的小床上，但都無法入眠。我們緊握彼此，假如那天早上我沒有堅持叫蔻琳去看醫生，她可能已經死了。

第二天蔻琳的姐妹凱瑞和她的未婚夫（現在是丈夫了）艾瑞克過來看她，我們的朋友塔拉·斯蒂爾斯和麥可·泰勒也來了。蔻琳在那天下午出院，她暫時需要服用抗凝血劑。考慮到原本可能發生的事，這樣的結果算是不錯的了。

在那之後，「爲什麼」開始不斷出現——這是應該的，在你幾乎失去生命之後。蔻琳做非常多醫療檢驗試圖找出栓塞的原因。跟那些藥丸肯定有關係，尤其她吃的那一種有增加凝血機率的可能。這很諷刺，即便是一個對健康熱中的女人，也經常沒有檢查藥丸上頭的標示。風險眞的存在，但我們常常忽視它們。總而言之，蔻琳從此停止用藥而且從未回頭。

在所有檢測之後，醫生仍然無法找出栓塞的眞正原因，我們還是不知道爲什麼。而且蔻琳擺脫藥物之後，過了將近三年她的經期才又再次回來。不過所有的健康議題都有兩個面向：醫學和靈性。西方醫學沒有給我們滿意的解答。蔻琳的父親曾經在攀登聖母峰的時候經歷血栓，這讓她成爲高危險群。可是在經過所有確認栓塞是否純粹因遺傳造成的基因檢測之後，醫生仍然沒有確切的結論並感到迷惘。既然我們無法透過現代醫療中深入了解，那靈性的方向有辦法告訴我們爲什麼它會發生嗎？

試圖尋找答案的過程中，蔻琳重讀了露易絲．賀的自我成長經典《創造生命的奇蹟》。賀相信所有疾病都來自憤怒和壓力，她也相信藉由改變信念，我們都擁有自我療癒的力量。蔻琳和我並不完全認同這個想法，但我確實相信身體和心靈之間的連結有一些我們尙未完全理解的力量。賀非常相信自我肯定的力量，她認爲自己因此征服了癌症。對我而言那有一點過頭了，站在鏡子前重複對自己說「我是光芒四射的」也不合我的胃口，但我知道有很多成功人士篤信此道。

賀在書中列了一張清單，顯示各種失調症狀與其相關的精神根源。這個資訊引起了我的共鳴，因爲血栓被與缺乏「生命喜悅」放在一起，它命中了要害。當時蔻琳的工作是一種精神折磨，工時長得誇張又完全無法實現自我。

更令人吃驚的是接下來的星盤解讀，占星學家說中蔻琳在那幾天有栓塞發生，她吃了一記來自宇宙的當頭棒喝。蔻琳和我並不眞的相信占星學，但經過那次的解讀，我們都認同占星學有其特別之處。她確實被敲醒了，並決定離開她的工作。最終她選擇順從自己對健康的熱情，並加入我到「綠身心」的團隊之中。直到今天，我們還是沒有她爲什麼發生肺栓塞的答案（即便已經接受全面性的基因檢測），但我們堅信壓力扮演了重要的角色。我們不把占星學或露易絲．賀當做主要醫療參考，也不建議任何人這麼做，但我們都覺得這些巧合很有趣。有時候生命的最重要課題會是可怕並且痛苦的，很常沒有好的答案解釋爲什麼這些糟糕的事會發生。不過你的心智和精神比你想像的還更有力量。我不需要再次看到任何人死亡，或者幾乎死亡，來證實這件事。我知道如果我能好好呼吸、冥想，然後減輕壓力，我就可以更沉著地處理痛苦的事件。

打造富足人生的關鍵：呼吸

開始嘗試冥想比你想像的還要簡單很多。我的好朋友查理・諾爾斯（Charlie Knoles）是一位冥想指導師，他提供四個從今天就可以開始做起的簡單步驟。

1. **坐**。先從舒適地坐下開始，無論你想用什麼方式。如果你已經練習瑜伽二十年，而且住在佛寺修禪，請隨意用蓮花坐姿坐在岩石上沒關係，那是你修行來的。對其他每個人來說，你可以只是坐在椅子上或床上，在身後墊張軟墊保持脊椎挺直。你的腿交叉或伸直沒有太大關係，只要保持身體挺直而舒適，你就可以做得很好。

2. **呼吸**。將注意力放在呼吸上。專注於你的吐氣，盡量延得很長。像是在冰冷天氣進入溫暖浴池（或炎熱的日子踏進有空調的房間）那般吐出氣息。你的吸氣應該保持一般的長度。吐氣長，吸氣短。剛開始練習時，你可以試著讓吐氣長度比吸氣多兩倍，或許吸氣時默數到二，吐氣數到四。假如你感覺舒服，就再延長吐氣長度。或許吐氣變成數到六、八，或更多。假如你的呼吸變得急促，做幾個一般的呼吸，恢復之後再延長到讓你舒適的吐氣長度。這不是一場競賽，你要做的只是找出讓你舒適的點，然後停留。

3. **放手**。現在你已經找到很棒的呼吸方式，停止控制並開始觀察。你的呼吸可能是維持均勻的，也有可能變得更深，或變得更快或更慢。只是看著它，注意這些狀況並開始觀察。

4. **重複**。恭喜你！你剛剛完成了第一次的冥想。沒有很難吧？明天再試一次看看。你會發現你做得愈多，就愈容易得到放鬆。如果你停止練習，一切都將重新來過，每天練習，讓自己成爲一個深層放鬆的專家。你會發現你可以在任何時間做這個小練習，從五分鐘開始，如果你感覺舒適輕鬆，增加到十分鐘。之後，你想要冥想多久都可以。

或許你已經發現我沒有提到任何關於閉上眼睛的事。做爲一個初學者，你會發現閉上眼睛可以幫助你專心。不過當你漸漸變得比較有經驗，你可以在任何需要冷靜或回到當下的時候練習。當我在打字的同時，我也正依循著以上的指示執行，然後我現在的感覺很不錯。我每天會確實坐下，閉上眼睛冥想兩次，我也發現藉由把這個冥想練習帶入生活中，我能找到更多冷靜和正向感受。在任何空閒時間我都會這麼做，例如工作、塞車，或排隊的時候。

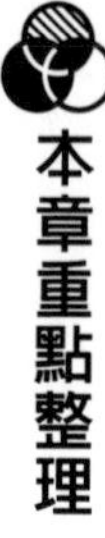

本章重點整理

- 身體與心靈的連結具有很大的力量並影響深遠，也能產生療癒效果。
- 冥想能夠減輕壓力，幫助你睡得更好，改善免疫系統，並提升專注力。
- 冥想可以為個人帶來真實的轉變。
- 相信你可以治癒自己。找到正確的方式，聽從身體的感覺並且確實治療症狀、服用處方，最後臣服於結果。

CHAPTER 7
感受

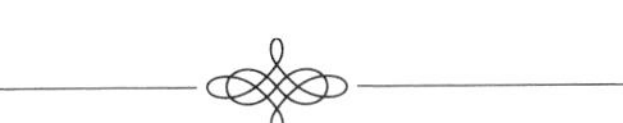

肥胖、酒醉和愚笨在人生路上是行不通的。

——《動物園》，迪恩·弗農·沃爾默

情緒健康是獲得整體「全富足」的關鍵。除非心理狀態可以反映出身體的穩定性，否則即便生理上沒有問題，也不能算是眞正的健康。在這一章，我將深入探討心理健康的組成要素。

擁有情感上和社交上的連結，對我們的健康很重要。事實上，擁有親密好友的人被證實可以活得更久。澳洲的福林德斯大學老化研究中心發現，擁有廣大社交圈的人的平均壽命，是那些朋友人數最少的人的一·二二倍。另有一份轉引自世界上最悠久及最受重視的醫學期刊之一《刺胳針》的研究顯示，罹患乳癌的女性當中，有參與互助小組的患者壽命比沒有參加的人長兩倍。還有很多研究都顯示友誼對於生理健康的重要性，不僅止於心理健康，與那些在情緒、心理層面和社交層面都支持著你的人產生連結，是達成「全富足」的一個關鍵要素。

一個社交群組可以如此定義：二個或更多的人對彼此產生影響，擁有一些相同的人格特質或一致的目標。在《異數》這本書中，麥爾坎．葛拉威爾談及社交群組的力量，它對於孩子的影響甚鉅。牛津大學的人類學家，同時也是心理學家的羅賓．鄧巴（Robin Dunbar）也提供了一項關於社交群組的有趣資訊。經過一連串實驗之後，他發表了「鄧巴數」（Dunber's Number）概念，將不同數字對應到不同的社交群體之中。

鄧巴根據人類腦容量的大小，推論出每個人的社交群體內平均可以容納一百五十人（我想臉書朋友跟這個概念不同！）這些人是你可能會邀請他們參加派對的普通朋友。鄧巴相信任何事只要超過一百五十，對人腦來說就是過多而無法應付的。下一個數字是五十，這些是你會邀請他們來聚餐的朋友。再下一個數字，十五，你願意對他們傾吐心事的親密好友。然後是跟你最親密的群組，你最好的五個朋友。他們對於你這個人，或者你將會變成什麼樣的人有著巨大影響。

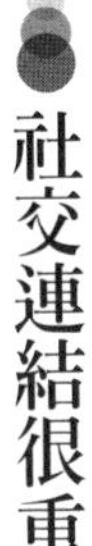

社交連結很重要

就像我說的，社交群體對人類的情緒健康是一個重要面向。如果跟錯的群體鬼混，我們就會偏離正道。我在自己的人生中已經見識過許多次社交群體的力量——好的、壞的，還有醜陋的。

普立茲獎得主莫林格（J.R. Moehringer）在他的自傳《溫柔酒吧》（*The Tender Bar*）中如此描繪我的故鄉曼哈塞特，一個以曲棍球、天主教堂和酒聞名的地方。他說得完全沒錯，整個城鎮都泡在酒精之中，我從來沒有在任何地方看過這麼多高功能酒鬼❶。你很常可以看到人們走出主要道路上的那家巨大酒品店，推車上滿滿的都是酒，像是去好市多一樣。

這裡的人喝得很兇，而且無時不喝。每個人從高中開始，我的意思就是每個人都在喝，全部都喝很多酒。當時我們買酒的量非常誇張，我們甚至精算數字並了解到如果是六個人要喝，一次買一桶（一百六十五瓶啤酒！）會比較有經濟效益，它比買六箱一打裝的還便宜。

儘管我是個認真的運動員，喝酒和參加派對仍是我當時的第一優先選項。我不是活動的中心人物，但絕對是那個策畫放蕩夜晚並找大家一起來的人。

那個時候沒有手機、沒有電子郵件也沒有臉書，我們經常在週六下午開車環繞全鎮籌錢買酒桶。那是我第一次籌措資金的經驗。我開著我媽那輛一九八九年的吉普車，然後我們把五桶啤酒堆進後座恰恰好足夠的空間。酒倉的老闆知道我們尚未成年，但他似乎不在意十七歲的我用假證件冒充二十一歲。

在廣大的曼哈塞特區中總共有五家鄉間俱樂部。俱樂部的房子後面都會有空的酒桶，隨時都可以拿走。我們成功執行計畫，趁沒有人注意的時候從俱樂部拿走空酒桶並拿它換回十元押金。從來沒人發現，也沒人在乎。這是錯的，但當時我們甚至從未想過這樣做是不是不誠實。沒有人舉手說：「或許這不是個好主意，這樣是偷竊。」每個人都同意這個點子，而且這不只是兩、三個人參與的計畫，總共約有二十人。看看社群的力量！

作弊是另一件我們全都參與的事。我們有一把萬能鑰匙可以打開教室的門，然後偷走考題。作弊的人數超過二十人，實際上幾乎就是我們全班一百五十三個學生。這個社會如此競爭，成績和我們會去哪所大學息息相關，就連最頂尖的學生都會不擇手段提升自己的分數。這與做事方法或過程無關，最重要的是那條終點線。作弊在當時是一種潮流。儘管這件事完全是錯誤的，你還是會覺得你必須透過作弊保持競爭力。

我爲此吃了苦果。這不是一件讓我感到驕傲的事，尤其我常是那個打頭陣的人。最後火燒回到我身上，最後一年我在物理科的考試作弊被逮到，老師賞

---

① high-functional alcoholics，指那些仍然保有工作和人際關係的酗酒人士。

了我一個又大又肥的F。就是這個F讓我失去到常春藤盟校打球的機會，也迫使我得多留在北野山高中一年（這件事最後變成我人生中最棒的事情之一）。不過這個F眞正激怒我的原因是老師眞的是針對我而來的。事實上全班都在作弊，她卻拿我殺雞儆猴。如果當時我沒有被處罰，現在我擁有的一切都不會發生。

我們在高中的時候偷東西、作弊，但這些只是少數我和朋友做出的傻事。還有一個更極端的錯誤行爲：我永遠不會忘記那段我和一位友人父親的對話。我們在談論他兒子酒駕的事，他高速駕駛企圖擺脫警車，最終被逼到路邊逮捕。

儘管當晚我不在車上，我也知道跟他在車上的另外四個人是誰，而且他們全都覺得飛車追逐是個好主意。他們鼓勵他：「甩掉那條子！」這些人都是受良好教育的傢伙，後來也都變得非常成功。但高中時期的同儕壓力促使他們做出一些不可思議的糊塗事。

同儕壓力可以產生相當大的影響力。它不是指一個壞人影響其他人做壞事，在社交群體中，決策的形成常是一種「滑坡謬誤」（Slippery slope）❷。通常它不會是某個瞬間或決定就讓你的人生變得更好或更糟，它是由許多小事件組成。就像邊看地圖邊開車，你連續轉錯方向很多次的加總才讓你遠離正確路徑，最後抵達另一個國家。

當然，我們的一些行為也跟我們當時是一群年輕、荷爾蒙滿溢，想要裝酷的少年有關。不過它同時也顯示了社群的影響力，以及不隨波逐流的難度。這跟強壯或懦弱無關，重點是融入。感覺自己是團體的一分子，有歸屬感，是重要的成員——對青少年尤其重要。

---

② 滑坡謬誤，一種非形式謬誤。使用一連串的因果推論，卻誇大每個環節的因果強度，因而得到不合理的結論。滑坡謬誤的典型形式為「如果發生A，接著就會發生B，接著就會發生C，接著就會發生D，……，接著就會發生Z」，A至B、B至C、C至D、……等因果關係好似一個個「坡」，從A推論至Z的過程就像一個滑坡。

社群如果能在高中、大學時期造就不道德、不安全的脫序行爲和災難——這讓我因爲酒後的脫序行爲在監獄裡待了一天（偷路上的號誌燈絕對不是什麼值得嘗試的好主意）——它們同時也能在成人階段帶來不可思議的靈感和改變的力量。我經由「綠身心」看到了許多實例。

在健康領域的社群中，我遇到全世界最具啓發性也最健康的一群人，他們其中的一些人與我成爲親近的好友。這個交友圈建構在眞心的支持之上，而不是什麼不思長進的派對聚會。當你與那些眼光深遠，依循自我熱情從事著驚人事物的人相處時，你不由自主會受到影響。有很多次，我或我的好朋友想到了某個又大又野，大部分的人聽到都會馬上反對或潑冷水的點子。我們總是能夠分享彼此想法，經常將概念提升到另外一個層次。

經歷像是婚姻、工作和生小孩等的人生事件之後，你的社交群體會趨於變小。你不再是二十多人派對中的其中一員，成年之後你擁有的是最常一起打發時間的五人小組。你可以在每段不同時期列出生活中的那五個人，並評估一下他們對你產生什麼影響。

除了我的妻子之外，誰是那個我花最多時間相處的人？我選擇（**選擇**是關鍵）跟哪些人相處、誰支持我、誰賦予我靈感，讓我看到最棒的自己？

我的好朋友，塔拉．斯蒂爾斯的想法比任何人都更遼闊。塔拉現在是瑜伽領域中最成功，也最知名的名師之一。最近她來拜訪我們位於布魯克林丹波區，全新而且更寬敞的辦公室。「哇，一定很貴。這要花你多少錢？租金會讓你有壓力嗎？」她大可輕鬆地說這些話，但她沒有，她反而替我們感到開心。她說：「我打賭有一天你們會擁有整棟大樓。」每個人會有不同的反應，甚至打擊我們，但塔拉總是樂觀積極。

塔拉的丈夫麥可也非常支持我們的事業。他是我認識的人當中最體貼的一位，他總是問候我們，並關心「綠身心」的狀況。他是那種無論你生命中發生什麼事，都會給予支持的人。從他做的每一件事，你可以知道他是由衷地熱心助人。塔拉和麥可是我們的投資者，我們共同經營事業，他們也是我生活周遭那最重要五人的其中兩位。

我也很幸運地擁有一個不可思議的大姨子，她是「綠身心」的創刊主編，我們花非常多時間一起工作。我愛凱芮聰慧的頭腦以及同理心，她很有寫作的才華，並能適時地提出反論來平衡內容。她也是我所見過最有同理心的一個人，非常好的傾聽者，並善待每個陌生人。毫無疑問我們建立了很獨特的關係，我們常像親兄弟一樣爭執，但對我來說她卻不僅僅是一個姻親。她是我最要好的女性友人，我完全信任她。

我已經認識約翰·戴德里安（John Derderian）有一輩子那麼久了（從二年級開始），他是我孩提時期最好的朋友之一，儘管我們高中時一起有過很多狂放不羈的時光，他最終還是讓自己變成了我認識的人當中最聰明，也最有創造力的一位。目前他在洛杉磯的網飛（Netflix）工作，只要我們碰在一起，無論何時都會永無止盡地討論起電影、電視、書、新聞、文化、健康，所有你想得到的事情。我們可能很多個月才會見一次面或談一次話，但每次總是能從上回停下的地方找回話題。約翰給我全力的支持，而且他腦中充滿令人驚喜的點子。每次小聚過後，我都覺得自己又找回了原初的創造動力。蔻琳覺得看我們兩個談話很有趣，因爲我們就像是用兩人獨有的頻率在溝通。

最後，也是最重要的，是那個幾乎在清醒的每一分鐘都在我身邊的妻子，蔻琳。我們不像多數夫妻一樣在早晨吻別，因為我們整天都一起在「綠身心」工作，我們並不會讓對方感到窒息！我們的熱情緊密交織在「綠身心」上，還有許多朋友也是。蔻琳常能在生活和工作上均衡我的想法，就像陰與陽一樣。在家時，她總是在探索，無論文化、藝術、餐廳或旅行，她鼓勵我嘗試新事物。我算是一個墨守成規的人，但她總能夠找到好的方式帶我脫離舒適圈。不管是到現代藝術博物館參觀馬蒂斯展覽，或者到納什維爾旅行，她鼓勵我體驗平常我會猶豫但最終卻愛上的事。

我想把我的母親也加到這份名單之中，在整個生命歷程中我和她相處的時間比任何人都長。她總讓我感覺被愛，並支持我完成所有我設定的目標。並不是每個人都如此幸運，在某種程度上，母親的愛和支持是驅使年輕時期的我追求成功的一大動力。我從未將之視為理所當然，我會永遠抱持感恩的心。

假如要總結這些人的特質，我會說那是好奇心、善良、智慧與熱情的綜合學習。他們當中沒有一個人會潑你冷水，他們勤奮工作並擁有很棒的成就。與他們相處讓我想要變成更好的人，並讓我看到生命真的有著無限的可能性。

思考一下你生命中最具影響力的五個人，他們傳遞給你正面的或是負面能量？跟他們在一起讓你感覺更好或糟糕？他們讓你看到更好的自己，或相反？如果有人讓你沮喪，你要怎麼減少跟他或她相處的時間，然後花更多時間與讓你振奮的人在一起？你沒有必要在一夜之間斬斷人際關係，讓時間帶你慢慢淡出。你會發現這件事在多試幾次之後，會變得愈來愈容易。

能量是感受得到的

你有一些相處起來總是能讓你感覺舒適的朋友或家人嗎？他們並不是透過送你東西或奉承來讓你感覺舒服。相反地，他們只是待在附近就照亮了你的生活。無論握手、擁抱，或純粹只是坐在同一個房間內，他們都能讓你的心情好起來。那種感覺很難描述，但當你真的很享受與某人的相處時，它就會發生。

當我們周遭都是充滿負能量的人時，相反的情況就會出現。跟一個折磨人精神的人相處過後，我們會感覺到自己被消磨殆盡。可能是他們說的那些負面話語、他們的尖酸刻薄、批判性的臉部表情，或者是那即便有好事發生仍然在他們頭上盤旋不去的烏雲。無論他們用何種方式表達，這類型的人就算只是共處一室都能使我們的能量衰竭。

人有正向類型的人，能量也會有正向能量。我喜歡我們公司在布魯克林的原因之一，就是因爲你可以在丹波區感受到創意的能量。有這麼多創業人士和藝術家聚集在同一個地方，各種點子和想法似乎就飄逸在空氣中。這和城中曼哈頓那種充斥著高樓大廈和生硬西裝人士的感覺相當不同，那裡充斥壓力、憤怒和倉忙的氛圍。走在我們辦公室周邊，你就能感受到超越體面穿搭和犀利髷型的創意能量。

然後每當我和我的兄弟們相聚都會感受到一種能量，特別是和兄弟會或打籃球的人在一起的時候，我似乎可以感覺到雄性荷爾蒙飄散在空中。這並非不好的感覺，只是很不一樣。

講到運動員的主題，我想到我曾經問過大學時代的教練阿爾蒙德．希爾（Armond Hill），他現在是洛杉磯快艇隊的助理教練，關於NFL球員在場外有愈來愈多暴力事件的問題。他說的話讓我留下深刻印象。他認爲原因很單純：美式足球員其實就是在「練習暴力」。那是他們糊口的方式，而他們成年後大部分時間也都在做這件事。你要如何扭轉這個傾向？你要怎麼從練習暴力轉爲練習愛和善良？這並不容易。

他補充自己曾經和許多職業或前職業美式足球員一起出席頒獎晚宴和其他典禮儀式，他們散發出的能量是可以感覺到的。那種感覺像是他們就在情緒的邊緣，隨時都會爆發。在經歷各種事件過後，我完全可以理解他說的話。我們最好能夠避免類似的憤怒能量。

能量這個概念對你的日常生活有什麼意義？對我來說很簡單，和能讓我感覺舒適的人一起打發時間，然後選擇不要與無法讓我變得更好的人相處。

樂觀的力量

樂觀能使我們的情緒更趨向「全富足」。它也讓成果變得更好，尤其是在運動領域。在《學習樂觀》這本書中，馬丁．塞利格曼找到了樂觀與勝利，和悲觀與失敗之間的關聯性。更棒的是，他說明我們可以透過「ABCDE」的方法學習樂觀。在此之前，心理學家阿爾伯特．艾利斯（Albert Ellis）已經先發展出一個「ABC」的模型：

- 不愉快事件（Adversity）——有一個人突然超你的車。
- 信念（Belief）——「混蛋！」你這麼想。
- 後果（Consequence）——你對那個駕駛大吼：「嘿，混蛋，別超我的車！」

塞利格曼在「ABC」模型之後加上「D」和「E」：

・反駁（Disputation）——你在這裡提出一些反證，例如：「或許他因爲家中發生了緊急事件正在趕路。」

・激勵（Energization）——你爲自己慶祝沒有因爲這個超車事件被激怒。

塞利格曼也同時指出悲觀者與樂觀者之間的差異：

> 我已經針對樂觀者和悲觀者做了二十五年的研究。悲觀者的人格定義爲：他們不太相信好事會延續很久，他們讓自己所做的任何事失敗，而且是他們自己的錯。樂觀的人，也同樣面臨世界上的困難考驗，但他們對厄運抱持相反看法。他們趨於相信失敗只是暫時的挫折，而且只是單一案例。樂觀者相信失敗並不是他們的錯：環境、運氣不好，或由其他人造成的。這些人不被失敗影響，面對不好的處境，他們視爲挑戰並更加努力嘗試。

你是樂觀者還是悲觀者？好消息是你可以改變觀點，然後正向地爲情緒健康帶來影響。

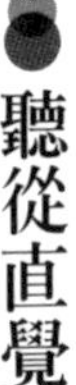

聽從直覺

優化情緒的另一個面向，是了解什麼時候該根據直覺行事。當你強烈感受到某件事不太對勁，或必須做出特定行動時，順從直覺永遠是對的。我從我的經驗談起。

那是九月一個正常晴朗的週二。我坐在位於布羅德街五十號的哈特蘭交易桌前，距離世貿中心只有幾個街區的距離。標準普爾期貨（S&P Futures，股市即將上揚或下降的指示物，同時也是重大新聞事件的信號指標）原本相當平坦。然後它突然向下俯衝，顯然有什麼事發生了。

我的眼睛緊緊盯著CNBC電視頻道，報導著世貿中心剛剛發生爆炸。關於爆炸的發生原因令人困惑，報導指出原因從小飛機撞擊到炸彈都有可能。接著第二座大樓也發生另一次爆炸，在那之後，我們可以清楚知道有飛機撞向雙子星大樓。

發生大事了。我感受到前所未有的強烈而黑暗的感覺，我他媽的必須離開，立刻！同一層樓的人們對於剛發生的事情正議論紛紛，試圖與在那附近工作，或者就在其中一棟大樓裡的同事、朋友或親人取得聯繫。他們只是站在那裡談論這件事。

我撥市內電話給母親，告訴她發生了什麼事。我說我沒事，但我會馬上離開辦公室去位於長島的家。我不加思索就決定不再先回我位於雀兒喜的公寓。我透過窗戶看到外頭有一些小瓦礫飄在空氣中，我對同事大吼說我要離開了，然後他們也應該要馬上離開。我甚至沒想過要搭電梯，直接從樓梯走下十五層樓。

出現在街上的瓦礫碎片愈來愈多。對這一天我永遠無法忘記，至今仍然無法理解的是，當時我似乎是唯一一個快速遠離世貿大樓的人。人們在路上悠然地閒晃，有些人甚至朝著大樓方向走過去。他們也不是跑去救人，只像聚光燈下的鹿[3]一樣站在那裡。

我先到提款機盡可能提領出最多的錢，然後我在餐廳找了一部公共電話，手機因爲過多流量湧入而通訊阻塞。我跑向威廉斯堡大橋，跳進一輛計程車並告訴司機母親家的地址。就在此時我從廣播中聽到第一棟大樓已經倒塌的消息。到我回到家時，第二棟大樓也已經倒塌。我走進門，抱住母親和外婆，我崩潰痛哭。

恐懼對我們的生存是如此重要。無論如何，我的九一一經驗是一波直覺本能的巨浪，而我一直對當時有立即聽從直覺行事的自己感到高興。

討論到直覺，我相信我們都曾感受到一些直覺小波濤的出現，有好有壞。無論它只是簡單的商店購物抉擇，或複雜如你準備爲工作團隊增加一名關鍵隊員，聽從這些波動都會是正確的。愈專注於感受直覺，你就愈能看見它，它也會變得更有力量。有些人甚至感覺它像海嘯一樣強烈。你可以嘗試忽略這項本

---

③ deer in headlights，用來形容臨事毫無反應，不知所措，一片茫然的人。

能，但你就不會得到太多成功。直覺浪潮或本能反應是某種遠比你更巨大的事物的一部分，最終它總是獲勝。假如你試著與直覺對抗，你可能會以受傷收場。有一些可能只是小困境，但如果是與怪物級的巨浪對抗，後果會非常嚴重。

每一次我沒有聽從直覺的下場都很悲慘，從女朋友、事業夥伴，到每天的各種決定，每當我感覺某件事不太對勁，最後就眞的不對勁。相反地，當事情確實感覺不賴，當我感覺某個人、地點或事情就是那個我該做或該追求的時候，最後的結果都是完美的。

打造富足人生的關鍵：感受

身爲作家以及諮商顧問的雪莉．保羅（Sheryl Paul）想分享一些關於「應當」（Should）這個詞的一些有趣的事，並說明它是如何有害地影響情緒健康，以及我們的人際關係。

我很常從客戶口中聽到以下這幾句話：

・我今天晚上應當去參加那場聚會。
・我應當更積極參與社交活動。
・我應當在假日時感覺快樂。
・我應當花更多時間練習正念冥想。
・我應當吃好一點的食物。

聽到這些陳述的瞬間，我立刻了解我的客戶正苦於外在施予他們的期待，並無可避免地拿自己與社會期待的好或正確的行爲做比較。

我們先來看看「我應當更積極參與社交活動」這句陳述。我們背負一個社會期待，它認爲如果你在社交上很棒或者你是一個好的朋友，那你應該總是想與朋友見面；但如果你是一個內向的人，你可能只會想跟一、兩個好朋友相處，經常花時間在大群體當中會耗盡你的能量。如果你尚未接納自己的人格類型或性格，你可能會想：**或許我有什麼問題**。無止盡的焦慮就此產生。

你可以看到焦慮源於那個「應當」的陳述，我再說一次，這是你拿自己與外界對於正確感知或正確行爲的標準做比較的指標。在友誼中，沒有所謂正不正確，只有讓你感覺舒服的關係。

我們來探討另一句陳述：「我應當花更多時間練習正念冥想。」雖然正念冥想已經被證實有助健康，但如果你練習是因爲你應當這麼做，而不是你眞心想要做。很快你就會發現練習消逝在你自己創造的怨恨之海當中，你抵抗對你有益的事物，因爲你覺得自己被「成爲一個更好的人」這個自己強加的需求給控制了！

有太多人是依循一堆冗長而枯燥的規定長大的，因此當「應當」這個詞滲入你對自己的意見時，你會使用和回應那些施予善意者或權威人士的方式來回應自己：抵抗（沒有人喜歡被控制）。

接著還有另一個「應當」陳述：「我今天晚上應當去參加那場聚會。」幾週前我有個朋友被邀請參加丈夫公司的假日聚會。她一整週都在工作，沒時間休息並且累壞了，但她覺得自己有義務參加，因爲她知道聚會備受期待而且如果拒絕參加，她的丈夫會很失望。「其實我只想回家洗個熱水澡。」她跟我說。

「那你爲何不這樣做？」我問她，「那很明顯才是你眞的想做的事。」從「應當」衍生而出的罪惡感超越了她心中的渴望，最後她去參加那場活動，然後在回家路上與丈夫發生爭吵。因爲她無法讓自己眞心參與，我很確定她的丈夫會寧願面對自己的失望，也不想花一整晚跟一個不想出席的妻子相處。

你能想像如果她一整個晚上都做她想做的事，那她迎接丈夫回家時的那個畫面有多溫馨嗎？

自「應當」衍生而來的行動並不能眞的讓誰感到愉悅。我的朋友因爲想要當一個好妻子而去參加聚會，她不僅背叛自己也背叛了她的伴侶。我不是說不會有需要將個人需求擺到一邊，先顧全大局的狀況，但如果我們不斷忽視自己內在的那個「不」而去取悅他人，結果就會慘不忍睹。

爲了治癒「應當」成癮的狀況，你要先注意這個詞有多常出現在你的自我談話中，然後注意自己淪於相信這段論述時的感受。當你聽到「應當」這個詞時，問自己：「此時對我和其他人來說，什麼才是最適合的？」然後仔細聆聽答案。

本章重點整理

- 社群的力量對我們的影響很大，即便成人也是。拒絕成為圈中的綿羊，為自己思考。
- 想一下誰是對你影響最深的五個人，你從他們身上得到正向能量嗎，還是相反？
- 直覺是告訴你什麼該做的重要指標，永遠不要忽視它。
- 你能否想出一個沒有聽從直覺的過往經驗？後來發生什麼事？

CHAPTER 8

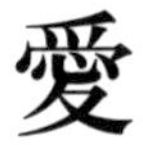

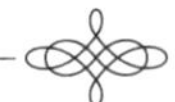

通向眞愛的路從無坦途。

——莎士比亞

在前面探討情緒健康的章節中，我們了解接受自己以及愛自己的重要性。假如你總是對自己感到沮喪，屈服於內在的批判，你不會快樂。「全富足」的另一個有力組成要素，是**感受到其他人對你的愛**，這並不是說你現在必須與異性有一段戀愛關係。在本章中，我會同時討論愛情（romantic）和精神（platonic）這兩種不同性質的連結，並說明這些原料如何構成一塊巨大而美味的「全富足」餡餅。

你百分之百得爲自己的幸福負

責。沒有任何一件事、一個地方——特別是沒有任何人——可以讓你快樂。一段關係唯有其中的每個人都爲自己的期望負責，而非期盼夥伴替他們實現時才會成功。當你依賴別人給予快樂，不僅對你的夥伴來說會有負面影響，你也同時將自我認同和價值交到他人的手上。這與那雙手到底多有愛，多溫暖或神奇無關，重點是你的自我認同和價值不應該出現在那裡。

假設有一對情侶，迪克和珍，我們用水來衡量他們的幸福。珍擁有一滿杯十六盎司的幸福，然而迪克只有八盎司。他們加總起來共有二十四盎司，但珍貢獻了其中三分之二的幸福量。其中一人耗盡所有而透過他人的剩餘來彌補，這對他們彼此來說都不好。短期或許行得通，但難以維持長久。

依照我的經驗，**對自己的快樂負責**是任何關係最重要的基礎，而眞正的快樂代表著你和你的伴侶都要做最眞實的自己。你必須愛他們並支持他們走的路，然後他們也必須對你做同樣的事。表達眞實自我的能力是幸福的基礎，也是任何一種關係都不可或缺的要素。

我第一次墜入愛河的經驗是不可思議的，就像一個全新世界在眼前展開。我愛上了墜入愛河的感覺。這麼新鮮、刺激，我全然沉浸其中。我當時二十三歲（是的，我相信年紀對一段關係可以走得多長是有影響的）。

當時是大學的最後一年，我再過幾週就要畢業了（驚險地）。畢業前一天我必須去懇求老師把我的成績從D改成C，她後來改了成績，所以我才勉強畢業。我曾經爲了把房間布置成酒吧而丟掉自己的桌子，你們就知道我當年都在幹嘛了。

大學時期，我沒有過眞正的愛情關係，大多都是完全不眞切的短暫戀情。我的內心深處渴望自己可以超越那些一夜情之後的尷尬談話（或者尷尬的沉默），但這件事從未發生。我認爲這項缺乏有一部分來自大學的勾搭文化，而另一部分則是因爲我還沒準備好接受更有意義的關係。

不過，一次特殊的一夜情變成我的第一段感情，它維持了三年。後來我們之間的關係改變了，即便我們還是愛著對方，但互動已經變得很不穩定。我們愈來愈常爭吵，信任逐漸消失，縱使我們仍然愛著彼此。

然後她決定到巴塞隆納留學一學期。她一直都想做這件事，也下定決心去完成。我自私地希望她留下來，我認爲她如果有多爲我（爲我們）著想，她就不會想要離開。我要求她把我放在第一順位，先於她的個人目標或夢想。那是我第一次心碎，但並不是因爲她選擇去巴塞隆納。我心碎的原因是我認爲是自己靈魂伴侶的那個人，其實並不是。或者說，她並不是我當時的定義中那種靈魂伴侶。

我到巴塞隆納找她兩次，學期結束後她也回到紐約。不過一切都不一樣了，我們都心知肚明。她變得疏遠並跟我說即便她還愛我，但出國這段時間有些東西已經變了。我不想聽她解釋，也無法認同。我當時總是認爲愛能克服一切，但她卻說愛不足以如此。或許只是因爲當時的愛是一種錯誤。

她是對的，我們分手了，然後我陷入混亂。那個時候我的事業正要起飛，我的交易紅利一個月超過二十八萬美金，但我完全不快樂。我願意用所有金錢換回我們感情的最初樣貌。

我透過酒精和女人來自我療癒。這次的分手，那些爭吵和不安全感在體內沸騰，對我之後數年產生不良影響。無論何種狀況分手都是艱難的，但是這一次對我來說特別具有毀滅性。當時我瞬間聚積的財富與破碎的情感產生鮮明對比，它也讓我的生活變得四分五裂。我在這段關係中失去自我，我應當要學著對自己的幸福負責，而不是假定某人會爲我觀照人生的這個部分。不過，當時的我完全迷失了。

有人說走出失戀最好的方法就是遇見下一個人，但我當時一點興趣也沒有。在所有難過與心痛之後，我用全新的眼界視成功爲賺很多錢，以及擁有很多女人，然後直到人生晚期我才要安頓下來。那時候皮爾斯．布洛斯南演出的《天羅地網》剛上映，我記得我是這麼想的，「我要當這個傢伙！」他非常有錢，而且在接近五十歲前無意過安定的生活。電影主角湯瑪士．柯朗（Thomas Crown）成了我新的英雄（偷盜的部分除外）。

我流連於全紐約最好的餐廳和酒吧，不遺餘力地參加派對，幾乎每個週末都帶不同女人回家。我透過飲酒狂歡來忘卻心痛。

當時我的自尊被完全擊潰，到處跟人睡覺讓我感覺好過一點點。知道女人受我吸引並願意跟我上床，讓我的自我（ego）得到鼓舞。我剛被某人甩了，那讓我受傷，而現在我可以在每個週末找到有吸引力又願意接納我的人。這個策略在某種程度上是有幫助的，但並不能長久。一夜情可以在短時間內讓你自我感覺良好，但也會在轉瞬間就消逝。我依然渴望眞正的感情，去愛某個人，與她共同擁有以及分享生命的一切。不過當時的我尚未做好準備。

我下一段感情的對象是在飛機上遇到的。這短關係很短，只維持了四個月。我摔得又快又重。分手時我再次感到心碎，我哭著幾乎要詛咒上帝：「你爲什麼又這樣對我？我不要這個，而你卻讓它再次發生！爲什麼？」

我曾經有過的那些風流韻事成了我們之間的一個問題。分手之後，我領悟到濫交不會有解答。在遇見她之前，我已經計畫過獨身生活，不停換女人。後來我轉向一個全然不同的方向，我發誓下一個跟我一起睡覺的女人就是我的結婚對象。這是一個極端的想法，也並非正確答案，但我有過太多的一夜情和心碎，當時的我需要將焦點放回自己身上。

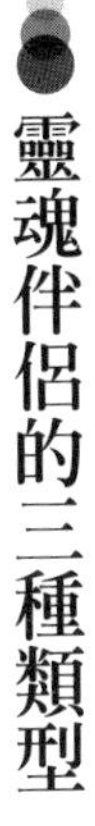

靈魂伴侶的三種類型

我相信靈魂伴侶可以分成三種不同的類型。第一種是**那些你不會跟他們永遠在一起，但會從他們身上學到重要教訓的人**。這類型的靈魂伴侶是我們生命中最具影響力的導師。他們為我們帶來心痛的感覺，沒有成功的關係不代表沒有用。第二種類型的靈魂伴侶**讓我們找到真實的自我，並永遠陪伴我們**。第三種類型是**精神性的朋友**，你總是能與他們產生好的連結，並願意分享內心深處的想法和情感。

我在第一段認真的感情中了解到即使你們擁有很棒的六個月、很棒的一年、很棒的許多年——擁有世界上所有的愛和情感——也不一定能讓關係延續下去。愛不是全部。你可以愛某個人，對方也愛你，但那不代表著你們一定會在一起。你的伴侶應該要讓你變得更好，讓你變得完整。事實上，我認為對方應該要讓你變得比完整更多，絕非變得貧乏。一加一不該等於一．五或二，它應該要等於三。

我的第二段關係幫助我從沉重的傷痛中走出來。雖然她並非我永遠的靈魂伴侶，但她讓我將自己拼湊回來。各位，當時遇見她的那個我非常脫軌。我透過交易來賺很多錢，而我同時也交易性伴侶。當時的我非常需要導正方向，而那確實就是我從這段關係中得到的。

接下來要談的就是那個一加一等於三的靈魂伴侶。他或她就是那個讓你變得更好的人，讓你成爲最眞實的自我。對方讓你感到自在，那是一種你可能只在很小的時候體驗過的感受。這類型的靈魂伴侶讓你做自己，並幫助你成爲你最眞實的模樣。他們是蛋糕上的糖霜。一塊蛋糕本身就非常美味，但當上面再加上好吃的糖霜會更讓人難忘。你們在彼此都準備好的時機精準地遇見對方，不會早一秒也不會晚一刻。用**時機創造一切**這句話來形容這類型的靈魂伴侶特別眞切。

我從生命中一再發現這件事是眞的，特別是在感情上。就在你準備放棄時，當你已經約了夠多的會，夠多的放縱和心碎，不會早一秒也不會晚一刻，恰巧就在這個時候，當你眞正準備好並爲所有的可能保持開放，正確的人就會走入你的生命。

蔻琳和我在二〇〇七年十一月九日透過朋友介紹而相遇。當時我住在紐約和芝加哥，因爲工作而在舊金山待了一週。再說一次：時機創造一切。介紹我們碰面的那個人是我們的共同朋友，他認識我們兩個一段時間了，卻因爲某些原因始終沒有把我們介紹給對方，直到此時。這場約會的地點在舊金山馬里納區一家很俗氣的酒吧，延續了六小時。

回頭看這件事很有趣，因爲我們的第一次相遇是在一個兩人永遠都不可能踏進的場所。我永遠不會忘記第一次看到她的那一幕，我和朋友正在喝紅酒，她從旁邊走出來。她的美是一種全然不同的類型，至今我尚難形容。我們天南地北地從餐廳聊到甜甜圈，對話毫無困難地流動著。她很美麗、聰明、善良，又風趣，而且她喜歡老人！任何會爲了老年人而融化的人在我心中都占有特別地位。我們用巧克力甜甜圈爲這場約會做結，我們一起搭計程車，我送她到她的公寓外頭。沒有親吻，我甚至沒有問她的電話號碼。

不過當天晚上有些事情產生了變化。當她踏出計程車時，我確定我會再跟她見面。我感受到一個從來沒有過的內在預感。隔天，我從我們的共同朋友那邊得到她的號碼，然後我們花了好多個小時講電話（在此我打破了那個「別在第一次約會的隔天就打電話給女孩子」的規則。不僅是在第一次約會的隔天，我還一大早就打了電話！）

一週後的第二次約會，我們去一家位於俄羅斯山的可愛法國餐館。事前蔻琳為了工作飛去紐約幾天，她買到班機最後一個位子而且好不容易才在我離開前趕上我們的約會。身為一位飛行常客，你眞該感謝這個奇蹟！蔻琳比她那些擁有飛行貴賓身分的同事還要早搭上飛機，這眞的是一個奇蹟。如果當時她沒趕上，我們就不會有第二次約會，因為我隔天就要回紐約了；假如沒有第二次約會，我就不會吻她。那個瞬間我知道（就只是一個吻）我遇見了我要與她結婚的女人，我的靈魂伴侶，永久的那種類型。這樣的靈魂伴侶你無法只寫一個章節，他們值得你寫一本書。

讓我確定這件事的其中一個原因是，我們延續了好幾個小時的談話，沒有任何一個瞬間讓我感到枯燥。你發現自己正在分享一般來說你不太說的事，並對平常不會有興趣的事情感興趣。你本來到處掃描周遭的人，現在凝視著坐在你對面的那個人。你感覺自己急於與她分享生命中的每一件事，無論好壞。

重點不在於蔻琳會多快跟我上床，而在於我能多快贏得她的心。如我所說，在第二次約會後我們第一次接吻（僅止如此！），在那個當下我知道她就是我的結婚對象。幾個月後我們已經在討論婚禮的事了，我從未有過一絲懷疑或退縮。一年後我向她求婚，我們在與彼此第一次碰面的十六個月後結婚。

愛的定義

愛的意義是什麼？愛超越戀，當然，你必須喜歡你的伴侶，但光是喜歡並不能長久。它必須更深層、更堅韌，你必須愛一個人原來的模樣，而不是你希望中的樣子。眞愛是無私的，那代表著你要把他人的需求看得比自己重要。你將會忠於某個人，無論他們是否生病、沮喪，或者他們的外貌有所改變。眞愛代表著當年齡增長，你們會一起成長，而非排斥或埋怨其中一人的進展。你們一起挖掘出對方最好的那部分。

總而言之，我相信我們有兩種不同類型的愛情靈魂伴侶。第一種是那些關係沒有長久延續的人，這些人幫助我們從A處走到B處，確定我們學會了該學的課題。第二類型的靈魂伴侶允許你做眞實的自己，他們永遠陪伴著你。當你在注定要在一起的人身邊時，不會產生不安全感，事實上他們會消除掉不安全的感覺。他們帶出你最好而非最糟的那一面，你和你的伴侶都因爲做眞實的自己而快樂，你們的結合甚至讓彼此都更快樂。在這個理想的劇本中，一加一等於三。

第三種靈魂伴侶是非愛情的類型。這個類型與第一種非常相似，只是它沒有愛情的成分，當然也沒有性！我們都有這樣的好朋友，事實上，大多數人的生命歷程中會有很多這種類型的靈魂伴侶。他們是那些你可能已經好幾週、好幾個月，或好幾年沒有碰面或交談的人。不過一旦你們見面或談話，總是能夠讓話題銜接起來，就像從未落拍一樣。他們曾經在你生命中的某段時期與你頻繁而深入地連結著。有時候你們會分開成長，可能他因爲生命中的事件而與你產生距離；另外一些時候你們仍然維持一輩子的朋友關係，即便你們一年可能只見到彼此一到兩次面。

這些靈魂伴侶豐富了我們的人生。我有過非常多靈魂伴侶，從一起冒險犯難的那些夥伴到約翰．戴德里安——我們從小時候開始就是好朋友。還有奧斯汀．米利根，我大學時代的跟屁蟲，或者應該說他黏住的是我的吧台椅。這還只是我這些年來那一長串非愛情靈魂伴侶名單的一小部分。我也有過一些出現在生命中只有幾週時間的靈魂伴侶，這些朋友在我搖擺不定時讓我回歸正途。還有一些人與我共同經驗獨特的事件，我們在工作、行動或失敗上有過緊密連結。

接下來還有一種我們經常忽視的靈魂伴侶。他們路過我們的人生，在正確的時刻說或做了我們需要的事，然後永遠消逝。它可能是一句來自電梯中陌生人的讚美，讓你看到生命中更豐富的可能性；或者商店收銀員一句無預警的鼓勵，讓你堅持自己的飲食方式。你知道你的生命中有過這些人，雖然你可能不會視他們爲靈魂伴侶。爲了不要離題太遠，我想說的是，我們都是靈魂旅程上的個體，這些非愛情伴侶會在每一個階段出現、陪伴並豐富我們的旅途。

無論有沒有靈魂伴侶，處理人際關係都是艱難的。即便是一段最棒的關係，都需要付出許多努力才能度過人生的各種曲折。是的，你的靈魂伴侶（們）就在那裡，但人生發生難以預料之事時你該怎麼辦？會有一個「永遠」陪伴你的人嗎，還是有很多靈魂伴侶在等著你？舉例而言，假如你沒有在二十幾歲遇到你的愛情靈魂伴侶，會有另外一個人在三十幾歲的地方等你嗎？我認爲事實確實是如此。

關鍵在於溝通

不是只有金錢或健康問題等逆境會讓一段連結性曾經很強的關係產生緊

綳，甚至斷裂。那些微不足道的小事隨著時間緩慢地侵蝕著，它能讓一座地基穩固的美麗摩天大樓變得滿布裂痕，像是隨時都要崩解一樣。經常都是小事情隨著時間不斷積累，才讓一段曾經健康美好的關係脫離正軌。

有些小事是重要的，有些則否。當蔻琳沒有把所有碗盤放進洗碗機時我會很生氣，而當我沒有清洗廁所她會惱怒。整體而言，這兩件事都不是眞的那麼重要。關於小事最重要的就是溝通，特別是當你和你的伴侶因爲溝通方式造成彼此的誤解或關係破裂的時候。

舉例來說，當蔻琳感受到壓力的時候，她就會開啓自顧模式，他會去做臉、針灸或練習瑜伽。我以前會嘗試著要他談談造成她壓力的來由，然後給況狀不佳的她一個樂觀的想法，但這不是她要的東西。她希望我只是傾聽，不要提供任何建議或做法，她需要我讓她用自己的方式恢復。我正好相反，當我壓力很大時我會想要說出來，幾乎沒辦法藏在心裡面。隨著時間經過，我們學會彼此的溝通方式，並懂得如何體諒對方。

靈魂伴侶是重要的

無論你現在正處於「尋找永恆伴侶」這段旅程的哪一階段，提醒自己靈魂伴侶共有三種型態。

即便你感受到現在身邊的那個人不會永久跟你在一起，你也會從這個人身上學到一些事，那會幫助你找到最終那個最棒的連結。

而精神性的靈魂伴侶會在我們低潮時給予鼓舞，爲我們的好時光錦上添花，也幫助我們度過難熬的日子。

打造富足人生的關鍵：愛

我的朋友蘇．強森博士是一位我最喜愛的處理人際關係專家。她提供了一些愛情靈魂伴侶應該避免犯下的錯誤，以及創造美好關係的提示和建議。

所有探討不良行爲和欠缺溝通技巧的理論，都聚焦於伴侶間悲傷痛苦的症狀，而沒有提到根本原因：情緒上的被遺棄感帶來了壓倒性的恐懼，使人漂蕩在茫茫的人生之海中找不到一個安全的港岸。

失和（discord），可說是一種對於悵失感無意識的抗爭，它試圖提醒伴侶，或甚至強迫他們，重新找回兩人之間的情感連結。以下是幾個關於失和的徵兆：

1. **緩慢的侵蝕**。當情感上的飢餓成爲常態，負面的批判和自我辯護就會開始出現，我們看待彼此的觀點就改變了。愛人感覺像是敵人，最親近的朋友變成陌生人。信任不再，悲傷增生。

2. **惡意的批評**。我們從來不喜歡聽到對自己的批評，或被說什麼需要改變，特別是從愛人口中聽到這些話。來自愛人的批評會引發深層的恐懼感，擔心自己將會被拒絕或放棄。

3. **有毒的冷戰**。當我們受傷、遭受攻擊或純粹擔心說錯話時，我們會選擇退卻。它就像一支暫停的雙人舞，讓我們有時間重新整合思緒，找出平衡。不過當你每次察覺來自伴侶的責備都慣於使用「退卻」回應時，它就是有毒的。我們開始築牆，斬斷情緒，冰凍自身於麻木之中。當其中一人完全離開舞台，這支舞就不再存在。

4. **陷入僵局**。當惡意批評和冷戰的循環開始愈來愈頻繁發生，它會深植人心並重新對兩人的關係下定義。這個過程極具毀滅性，並使得所有正向行爲的效果都打折扣。當一對伴侶的互動減少，他們看待對方的眼光也會變得狹隘。他們在彼此的眼中逐漸縮小：她就是個吹毛求疵的婊子；他就是個控制欲強的莽漢。兩個人開始對所有的輕視和忽視提高警覺，這時候他們沒辦法提供彼此任何一點懷疑帶來的益處。

5. **應聲斷裂**。一件風流韻事能癱瘓一段關係，但其實很多事件也都具相同的破壞性。例如當遇到難熬的狀況時我們會期待愛人可以給予我們安慰，但這件事卻沒有發生。假如我們不清楚「依戀」的不可思議力量，就很可能因爲不理解對方眞正需要的回應，而不經意地傷害了他們。這些災難事件的特點是都發生在極度渴求和最脆弱的時候，當你希望你的愛人給予關愛卻沒有實現。「當我需要你的時候你會在嗎？」以及「你會把我放在第一位嗎？」是最關鍵的兩個依戀詢問——通常在這些狀況中，答案是一個響亮的「不」。

這些因爲缺乏同理心和敏銳度而造成的傷痛不該被忽視。談及此類傷痛時多數人感受很深，但很多人不相信它可以被治癒。事實上它們眞的可以被治癒，即使一段關係已經變得顚簸難行。

如何擁有人生中最棒的情感關係

你可以從現在開始創造一段富足並保有自我的關係，並修復浪漫的愛情連結。

拋棄「愛是不可預期的突發事件」這個過時的想法。所有科學新知都證實，愛不再是一個神祕事件。它完全是合乎情理的，你可以學習愛的法則，你比想像中的更能控制你那奔放的情緒！你可以塑造你所知的一切。第一個步驟就是決定去學習愛，以及學習關於連結這個全新的科學。

試著每一天與人接觸，尋求他們的關注和情感。愛是一組古老而有跡可循的生存密碼。你因它更快樂、更健康、更強壯、更能適應壓力，滋養與所愛之人間的連結也讓我們活得更長壽。我們並非只爲自我而生的，因此需要愛很正常，它會是你最棒的寶藏。我們之中最強壯的人也有與人建立連結的需求。

下一次當你有不確定、擔心或焦慮的感覺時，試著對你的伴侶說出來；或

者察覺對方的情緒徵兆並伸出援手。愛的連結提供我們一個安全的避難所，我們可以躲藏於此並重新找回情緒上的平衡。我們實驗室的最新研究指出，只要牽著愛人的手就能讓大腦排除恐懼恢復平靜。

察覺那些難以敞開心胸、防備心變重，變得疏離或封閉的時刻。我們都知道保持心胸開放和積極回應是讓關係長久維持的根基。主動與你的伴侶分享，幫助他或她了解爲什麼你們難以對彼此敞開心胸。

反省你跟伴侶之間的互動方式。遇到困難時你們能向對方求援嗎？當另一半變得沮喪或封閉時你會怎麼做？你會想辦法溝通還是走開？請他們告訴你一件你幫得上忙的事，而不要只是遠離。

試著與伴侶討論你們對彼此的影響力。你們對彼此釋放出的安全感或危險的暗示，大腦都會解讀爲一種嚴肅的生存訊息。我們在獨處時都很脆弱，什麼情況下你會有眞正的愉悅或滿足感？在何種情況下壓力爆發——是被拒絕還是寂寞？我們的大腦會將這類型的傷痛，以同樣的方式歸類到跟生理疼痛相同的位置上。

當你們爭吵時，做一個深呼吸並讓自己抽離，像個旁觀者一樣來看待爭執。通常隱匿在一次棘手的爭吵後面的，是某一方正在尋求更多的情緒連結。你是否能帶著好奇心精確分析這支舞，或許有一方想在舞台上有更多接觸，但另一邊卻將之視爲批評因而退縮。看看爭吵如何帶給兩人孤單和些微的恐懼感。將它說出來。

爲了讓你們更親近，每天邀請你的伴侶玩一個同理心遊戲。你們各自想一個當天發生的事件，然後輪流從臉上的表情猜出對方想表達的基本情緒：喜悅、驚訝、生氣、羞愧/尷尬，或者某種恐懼其中之一。看看你是否猜對了。

找個安靜的時刻與對方分享你最深層的需求。保持簡單而專注，你需要的是安慰、承諾、支持、同理心，還是對方明確傳達你在他們心中的重要性？如果分享需求對你來說很難，那就說說看敞開心胸這件事對你來說有多難。

對於情緒傷痛可能造成關係脫軌保持警覺。你能對另一半造成巨大的傷痛，因爲你是那麼的重要，你是他或她唯一可以依靠的人。選一個親密的時間，問你的愛人是否還有尚未療癒的傷痛，有可能是某個你錯過對方尋求支持的時刻。幫助他們處理這個傷痛，通常你只要說你能感受到他們的痛，並表示你願意幫忙。

尊重你們之間的關係，創造一些小儀式。它可能是你早上出門前一個特別的吻，或者剛回到家時親密的十分鐘。這是神聖的時刻：沒有生意排程，不用處理麻煩事，無需爲了某件小事而分心。

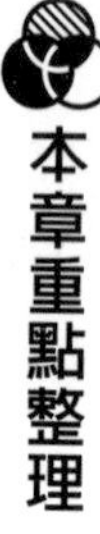

本章重點整理

- 愛情靈魂伴侶分成兩種類型：那些暫時跟我們走過一段人生路的人讓我們學會一些重要的課題；而我們「永遠」的靈魂伴侶則會一路相隨。
- 全世界所有的愛和感情都不必然能使一段關係延續。一個愛情靈魂伴侶應該讓你變得比原本更好，因此一加一會等於三。
- 你和第三類型的靈魂伴侶之間沒有愛情，他們是跟你有很深連結的朋友。即便暫時失去聯繫，你們再次見面時總能馬上找回以往的感覺。
- 三種類型的靈魂伴侶，在我們邁向富足人生的旅途上都是不可或缺的。

CHAPTER 9
治癒

當健康不再時，智慧便不能彰顯，藝術隱蔽，
無力搏鬥，財富無用，才智也無處發揮。
——希羅菲盧斯，史上第一位解剖學家

生理健康很明顯是「全富足」的一大重點，因此我們必須更熟悉身體出錯部位的治癒方式。有時候我們可以透過自我照顧，例如瑜伽、休息和補充營養來治癒自身，但在另一些狀況下必須求助專家。

二〇一二年秋天，我發現自己變得非常疲勞而且焦慮。當時桑迪颶風才剛重擊紐約市，剛開始我認爲倦怠感應該跟壓力有關。在很多方面這場災難把九一一之後那段日子的感覺帶回來了。整座城市似乎被封鎖，籠罩在不祥的氛圍之中。

我決定找回瑜伽練習，花更多時間冥想，然後增加綠色蔬果汁的攝取量來對抗壓力，但是全都無效。我的狀況仍然很糟，持續性地疲倦。除了整個晚上的睡眠之外，我在白天也休息兩小時。我眞的不懂爲何會這樣，我認爲我可能是需要度假，因此蔻琳和我飛到邁阿密，在海灘上放鬆潛藏幾天。不過我的症狀仍然沒有得到紓緩。

最後我去找我的朋友法蘭克·瑞普曼醫師，他認爲我可能有寄生蟲或「蟲子」——他這麼稱呼它。我非常開心知道哪裡出了問題，因爲我已經開始擔心這個糟糕的感覺或許沒有解答。他建議我去找凱文·卡希爾醫師（Dr. Kevin Cahill），一位上東區的熱帶醫學專家，他的專長就是治療我這種症狀。

法蘭克拿起電話撥到卡希爾的辦公室，然後堅持他們要在隔天早上替我排出個空檔。他們同意了，然後法蘭克對我說我會沒事的。一位好的醫師知道「你會沒事的」這句話大有幫助，會讓人感覺好很多。

我眞的感覺好很多。當我走出法蘭克的辦公室時，他補充了一句話，「卡希爾是個很有個性的人。」我點點頭然後回家，對於自己終於得到一些答案感到興奮。

隔天早上八點，我準時在預約時間抵達卡希爾位於第五大道一樓的辦公室。他問我近期是否曾經去過第三世界國家，我說沒有。他提到海外旅行會提高寄生蟲的發生機率，不過他同時也說寄生蟲在美國已經變得愈來愈普遍，只是我們不知情或不願意承認。「某個新上任的副廚師長忘了洗手，」他補充，「通常都是這個原因。」我腦中浮現畫面，但我並不想認眞想這件事。

卡希爾醫師替我採樣，並告訴我隔天早上他會給我完整的診斷。我說沒有問題。經過將近一個月糟糕的不適感，我終於要得到解答了。

隔天早上我打電話去確認我的檢測結果。果然，我感染了一種寄生蟲叫做「阿米巴病」（amebiasis）。我被要求服用抗生素和一種通常用於女性酵母菌感染的抗眞菌藥物。我對服用藥物抱持著一點懷疑態度，尤其是抗生素，因此我打電話跟法蘭克討論我的診斷報告。他甚至在我還沒提到藥的問題時就說：「你需要服用抗生素。」

法蘭克說很快我就會舒服許多。我必須搭配草藥和益生菌服用藥丸，他補充這是爲防止寄生蟲復發並可以恢復腸道健康。顯然寄生蟲很難擺脫，它們在腸道及微生物群附近到處移動。如果你還不熟悉「人體微生物群」（microbiome）這個詞彙，現在該有所認識了。這是醫藥界的未來，眞正地融合了東西方的思想。

我們的腸道中住著數百萬計的微生物和細菌，總和就稱做「微生物群」。科學家開始相信它是健康的關鍵，我們由超過一百兆的細菌構成，好菌和壞菌都有。體內有百分之九十的地方有微生物，而這些微生物群影響著與健康相關的每一件事。請猜猜看什麼東西會影響這些微生物群？就是飲食習慣和腸道的狀態。

抗生素殺死壞細菌的同時也會殺死好的細菌，這也是爲什麼你在服用抗生素的三個月到半年內必須持續服用益生菌。不過，還有許多我們未知的領域，例如微生物群是如何與體內其他系統產生作用的，它會對消化和新陳代謝造成何種影響？生技公司如Ubiome有做微生物群鑑定套組，只要寄送唾液和糞便樣本，你就能得到你的微生物組成結構。然而這項科學還不完美，因此我不確定到目前爲止這項檢測的效果如何。

我搭配草藥和益生菌服用藥物兩週。西方醫學像核武一樣摧毀我腸道中的壞傢伙，然後由東方醫學重新滋養修復並使我恢復健康。我第一次感受到東西醫學的合璧具有多麼大的力量。

我開始思考更多東西醫融合的事，並聯想起我以前背痛的經驗。經由ＭＲＩ檢測（西方），我了解我有兩節椎間盤突出；然而我是透過瑜伽（東方）才治癒了背痛。過去兩種哲學的相融治療了我的背部，這次我對它將解決我的腸道問題也充滿信心。

我持續服用草藥，同時也決定淨化我的飲食。我開始喝大量的果汁。許多健康領域的人非常相信大腸水療法能帶來好處，因此我也決定嘗試看看。

投入果汁和大腸水療幾週後，我的狀況還是不穩定。我再次疲憊不堪，這讓我感到挫敗。我以爲我已經擺脫腸道問題，但仍然沒有百分百恢復。我回去找法蘭克，他建議我做食物過敏的血液篩檢，這個檢測可以找出所有的敏感源，從食物、草藥到化妝品或其他更多東西。一週後法蘭克跟我說我對芹菜過敏，其他還有巴西堅果、肥料和甘草，對我來說都是強烈的敏感源。這解釋了很多事，我為了淨化身體而大量飲用充滿芹菜的蔬果汁。大部分的蔬果汁都用芹菜做為基底，我幾乎是一加侖一加侖地在喝，難怪我會這麼不舒服！而我從小就非常討厭肥料和甘草的氣味，或許過敏就是讓我厭惡這些味道的原因？

這個血液檢測是西方醫學另一次的勝利。那之後的兩年我與寄生蟲陷入苦戰，它復發兩次，導致我必須多服用兩輪的抗生素和草藥。到現在我終於一整年沒有再出現任何症狀，希望這次我真的已經擺脫掉它。

從這次的經驗我學到很多，首先，你不一定得去第三世界國家才會感染蟲子。你可能在附近的沙拉吧或最喜歡的壽司餐廳就會感染。我相信有數百萬人感染了寄生蟲自己卻不知道，寄生蟲很難被確診，而且只有很少的醫師能做出適當診斷。

此外，感染寄生蟲會出現的症狀遍及各種範圍，大部分的醫師傾向開給你制酸劑或其他藥效更強的處方。你通常會感覺身體不適，有些時候你會完全沒有感覺到藥效。我的腿和鼠蹊部曾出現麻刺感，沒有人會將這些部位的症狀與腸子做連結。當時我因爲腿麻去看了神經科醫師，他找不到任何問題，而且當我提到我有感染寄生蟲並詢問兩者之間是否有關聯時，他看我的方式像是我瘋了一樣。

不過這就是重點：任何事，我是說任何事都跟腸道有關，他們是緊密連結在一起的。這就是微生物群和東西方科學融合後發揮的效用，我相信這個結合會是未來醫學的重點。

我的朋友泰瑞．華茲醫師（Dr. Terry Wahls）透過飲食控制和腸道療癒，治好了讓她衰弱不堪的多發性硬化症（multiple sclerosis）。她僅僅靠著改變飲食和生活習慣，在幾年內讓自己從坐在輪椅上恢復到可以再次跑步。泰瑞基本上採取原始人飲食法，去除穀物和豆類食物的攝取。她吃綠色蔬菜、含硫蔬菜、深色蔬菜、莓果、草飼肉、野生的魚以及海草。然後我另一個朋友，名廚謝默斯．穆倫（Seamus Mullen），他曾經因爲嚴重的類風濕性關節炎（rheumatoid arthritis）幾乎無法走路，而現在他可以騎好幾百英里的自行車。謝默斯採用跟泰瑞很相似的飲食法，他們兩人都藉由治癒腸道幫助了自己。

東西方醫學的互補

我對東方醫學很著迷——針灸、指壓推拿、靈氣（Reiki）、拔罐、草藥——任何你想得到的我都試過。你知道嗎？東方醫學並不完美，而我認爲我們都同意西方醫學也有其進步的空間。西方醫學在診斷病症和重症護理上做得非常好，東方療法不可思議的地方則在於深入病根治癒症狀。假如你相信我們都是體驗著肉體經驗的靈魂，那麼你也應該從靈性角度看看生命發生的事。沮喪、壓力和悲傷可能正是你身體不適的原因。

我們正經歷一個獨特的階段，東西方思想的相遇是很有趣的，令人興奮不已。有一群醫師正實踐著混合兩種思想的「功能性醫學」❶（functional medicine），例如我的朋友法蘭克・瑞普曼醫師、馬克・海曼醫師，以及羅蘋・伯津醫師（Dr. Robin Berzin）。假如你踏進他們的診間，他們會對你這個人做治療，而不只是針對症狀。他們會確實聆聽你對症狀的描述，你的飲食習慣、壓力程度等狀況。這些人做的事大大超越那些千篇一律的基本體檢，例如血壓或膽固醇檢查。根據不同狀況，他們可能會爲你做更多其他醫師不會做的詳細檢測，例如食物敏感性的檢測，或重金屬暴露程度檢測。

事情是這樣的：一旦找到原因，他們可能會開處方給你，不過更可能的是建議你改變飲食方式。你可能會被要求多吃綠色蔬菜，戒斷含糖和麩質食品，透過冥想練習減輕爲你帶來躁動心思的壓力，來自腦中喋喋不休的聲音持續談論著待辦事項，或者「或許哪裡會出錯」的劇本重複播演。這些瑣事讓你無法

---

① 以科學爲基礎的保健醫學，治療方式包括：飲食調整、營養補充品、植物或藥草處方及其他相關的輔助療法。這些治療方法都是讓身體自行痊癒。以人的基因、環境、飲食、生活型態、心靈等共同組合成的獨特體質做爲治療的指標，而非只是治療症狀。

純粹的享受當下每個瞬間。

西方醫學的診斷加上東方醫學的治療方式威力十足且令人振奮，這不僅讓我們只針對症狀治療的藥丸文化減到最小，同時讓人們能夠選擇飲食方式和生活型態，這才能治癒病根。

假如要我對未來的醫學做預測，我會說這將會是一種個人化的飲食處方箋，搭配每個個體獨特的細菌組成結構。那現在呢？就像羅蘋．庫特坎醫師（Dr. Robynne Chutkan）說的：「活得髒，吃得淨。」（Live dirty, eat clean.）

值得考慮的替代療法

我的朋友喬爾．卡恩醫師（Dr. Joel Kahn）在各地演講蔬食飲食和身心連結練習對心臟相關症狀的助益。以下他想談談關於替代療法帶來的好處：

> 從事心臟病治療二十五年後，我很熟悉那些常被使用的藥丸、支架和心臟

手術。我的看法是，這份狹隘的菜單效果有限，其實還有很多治療方法已經被科學理論支持，而且確實有效。推拿、針灸，以及例如靈氣這樣的非侵入性接觸治療，都是值得一提的全方位療法❷（holistic approach）。

• **推拿**。有任何理由能讓我們相信一次令人放鬆的推拿是能治療心臟的嗎？確實有的。舉例來說，在二〇〇八年的一項調查研究中，有兩百六十三位志願者在接受四十五到六十分鐘的指壓後，平均血壓下降十毫米汞柱（mm-HG），而且在療程後他們每分鐘的心搏減少了十下。這差不多就是服用一項新型降血壓藥物一輩子得到的效果！還有另一項

---

② 對身體做最好的檢查及治療是把人當成整體來看，不只是針對某一部分器官。為準確診斷和有效治療，需考慮不同治療方法對整個身體所有可能的長期效果。爲幫助身體增強自然治癒的機轉，應努力於維持體內之動態平衡，不只是抑制症狀。

③ 身體發炎時會使某些物質濃度升高，這些特定的物質稱之「發炎指標」。

研究也支持這項發現。另外，療程後許多發炎指標[3]的數值都降低了，這是很迷人的狀況，也說明推拿對健康的影響遍及全身。近期研究證實，在冠狀動脈繞道手術和支架置入手術之後進行推拿療程有助減輕焦慮，幫助復原更加順利。

• **針灸**。我的患者讓我了解傳統中醫與針灸對心臟的重大療效，因此現在我利用它來處理四項心臟相關症狀，以及一種會引發心臟病的行為：抽菸。

◎**心絞痛**發生時胸口會有窒息、擠榨或類似壓迫的感覺，症狀會在休息或吃下硝酸甘油片後快速舒解。一般來說心絞痛導因於心臟大動脈被嚴重阻塞，但是有很多患者的動脈血管造影看起來是正常的，因此小動脈的異常也可能導致心絞痛。可能是透過降低交感神經系統對心肌的調控（所謂的「戰或逃系統」[4]「fight-or-flight system」），受選的心絞痛患者在針灸治療後，都覺得症狀有改善並有能力行走更長的距離。

◎**心臟衰竭**是一種潛在的危險，可能是因爲心臟病或病毒攻擊導致心臟衰弱，但它也經常在健康心臟沒有得到適當休息的狀況下發生。研究報告顯示病患在進行針灸療程之後，變得比較能長距離行走而不會出現呼吸急促的狀況。

◎**心律不整**指的是心搏的不規律性。心臟是提供能量的器官，每一次的跳動都由放電脈波掌控。針灸治療已經證實可以影響心搏，改善心率的變異性——它是身體健康的指標。

◎**高血壓**的發生可能來自於交感神經系統的過度運作。血壓升高會對腎臟、動脈血管、眼睛和大腦造成損傷。我曾經看過患者經由持續性的

---

④人體面對威脅時會激發交感神經系統分泌腎上腺素，自我保護的第一個反應就是應戰或逃跑。

針灸治療降低血壓，美國心臟學院也認爲針灸是一項前途看好的替代療法。

◎**戒菸**是必要的，因爲吸菸至今仍是引發心臟疾病和癌症死亡的首要原因。針灸是能幫助尼古丁成癮者戒除這項習慣的方式之一。已經有超過三千名隨機抽樣的對照組利用針灸來戒菸，大多數人都從中得到正向的幫助。

• **觸療**。靈氣等透過碰觸或貼近身體的療癒方式，已經證實可以對心臟的相關症狀帶來良好影響。其中包括減少不規則的心搏數，調節生命徵象[5]（vitals signs），以及減輕焦慮症狀。以下這些迷人的事實或許在某種程度上能說明觸療帶來的益處：

◎從心臟放射出的電力場（electrical field）振幅比腦部高過六十倍之多，電磁場（electromagnetic field）的強度也比大腦強五千倍。來自心臟的電磁場強度不可思議的驚人，它能在全身各部位被測量出來

（將心電圖的兩個電極接在手腕和腳踝上），甚至在體外數呎處都能感應得到。

◎一個人的心臟脈動可以從另一人的腦波中被測量到。兩個個體的電磁場（人類，或寵物和人類）可以在接觸或距離很短的狀況下產生交流，因此來自其中一方的心臟能量會在另一方的腦波中測得。觸療法可能就是透過這種溝通方式來產生療癒效果。

◎當我們專注在正向以及充滿愛的情緒時，心臟和大腦的電活動能輕易地產生同步電節律（synchronous electrical rhythm）。在這種狀態下器官出現的「凝聚性」能增進更高的程度的運行，降低血壓和腎上腺皮質素，然後增強免疫系統。

---

⑤體溫、脈搏、呼吸、血壓的變化會對正常生命活動帶來一定的影響，嚴重時危及生命。因此被稱爲生命徵象。

或許現在將推拿、針灸和觸療拿來跟傳統的醫藥科學相提並論還言之過早。然而有數千萬美國人處於心臟病的風險之中，因此能對心臟和神經系統產生助益的替代療法是需要的。對那些傾向於使用替代療法的人來說，可以用瑜伽、冥想和太極做為輔助，以維持最佳的脈管健康。

別讓醫師支配你的命運

我們都需要醫師的幫助來恢復健康，但即便專家也會有出錯的時候。慎選你的醫師，確認他或她的相關學經歷。因為一個錯誤的診斷就能同時對你的身心造成巨大傷害。

我三歲時，母親例行地帶我去看一個小兒科醫師。在我做完手眼協調測試後，醫師把母親拉到一旁跟她說我的大腦受損，除非發生奇蹟不然我不太可能過正常人的生活。母親顯然非常沮喪，她打電話跟我的父親說這件事，他只說：「我們會沒事的。」

然後母親就進入了「我要做任何能做的事讓我兒子有個正常人生」的模式。第二天她將我送到托兒所時，跟老師們提起我的狀況可能需要特別幫助。老師表達了他們的疑慮，並找專家到教室觀察我的狀況。後來這位專業醫師認定沒有問題，那個小兒科醫師毫無來由地恐嚇了我的母親。母親對於我沒事非常開心，然後立刻替我找了一個新的小兒科醫師。我不僅沒有心智障礙，最後還從一所常春藤大學畢業。

大概是拜訪小兒科醫師的一年之後，另一位醫師告訴母親我有嚴重的X形腿，我可能永遠無法從事任何運動。他說我的腿需要一副矯正器或甚至進行矯正手術。然而，在我幫鞋子墊上鞋墊幾個月後，我的膝蓋就自動伸直了。而且我成爲一個很棒的運動員，在一支隸屬最高聯盟的籃球隊中擔任先發球員。

快轉到我二十多歲的時候，一位醫師說我罹患皰疹（我從未跟我媽提過這件事！）這讓我感到很不安，但幾個月後我重新檢測一次時，結果卻變成沒有皰疹。第一次檢測發生錯誤。在我遇見蔻琳之前，她剛好也遇到同樣的事情。皰疹誤診是我們最早的共同連結。

在三十多歲時，兩個不同的外科醫師都說我需要動背部手術，而且沒得商量。你們都知道故事後來的發展了，我從未動手術，反而透過瑜伽治好了背痛。現在我全然沒事了。故事的寓意？醫師也會犯錯，相信你的直覺，找到屬於你的正確解答。

我有一堆被醫師嚇得屁滾尿流的經驗沒錯，但請別誤會，我知道醫師在拯救生命，只是別讓他們支配你的命運。請別忘記，只有你自己能掌控你的命運。

打造富足人生的關鍵：治癒

艾咪．莎阿醫師（Dr. Amy Shah）的目標是幫助我們整合東西方醫學和網路醫學，讓我們擁有一個舒適滿意的身體和生命。關於如何成爲自己身體的主宰者，她給了以下的建議：

我喜歡傳統的醫師們，他們是我最好的朋友、家人和值得信任的同事。他們拯救生命並達成超乎想像的醫學壯舉。不過即使有很多醫師很聰明、善良且充滿愛心，他們也沒有受過如何讓健康達到完美狀態的訓練。這件事跟執行一場救命手術或個人化療需要完全不同的技術。

好消息是業界有很多專業人員（包含一些具前瞻性的醫師）可以帶領你找到最健康的自我。不過，直到你找到這個人之前，我眞心勸告你做自己身體的主宰者，並嘗試執行以下這十二個想法的其中一些（或全部）。

- **延伸的血液檢測**。你的醫師會爲你安排一些檢查，但在那之外還有許多附加項目。如果醫師是個極簡主義者，他可能會反駁你的要求。不過即便你最後必須尋求醫院外的實驗室，做這些檢測都是值得的。你需要全面性的血液常規檢查[6]（complete blood count），它會提供你完整的血液資訊，有助精準診斷疲勞和感染等症狀。安排全面性的甲狀腺檢測和脂質檢測也是個好主意，你可以透過這些資料完整評估健康狀況，找出錯的部分並改善它。

- **充足的睡眠**。假如我可以要求你們所有人做一件事，那會是充足的睡眠。不幸的是，要把睡眠放到第一順位不是件容易的事。先不要想我們到底需要睡多少小時才能達到最佳健康狀態，我提供一個簡單方法：三到五天不要設鬧鐘讓自己完全得到休息，看看那樣需要多少小時。對大部分的人來說，大概會在七到九小時之間。
- **壓力管理**。過多壓力會干擾荷爾蒙分泌並讓你的體重增加。更糟糕的是它會導致慢性炎症和疾病（華爾街精英因心臟病驟逝是個經典案例）。這也是爲什麼每天冥想、做瑜伽或其他正念練習是一件重要的事。需要額外的幫助嗎？嘗試服用維他命C（從每日三次，每次一公克開始）、魚油（每日一到四公克）、磷脂絲胺酸（每日四百到八百毫克）、印度人蔘（每日兩次，每次三百毫克），或是紅景天（每日兩次，每次兩百毫克）。注意同時只使用其中一種補充品，幾週過後才換另外一種。我們是要透過重整找到問題的根源，而非長期依賴這些補充品。

- **紀錄行動量**。不論你使用的是計步器、「FitBit」「FuelBand」，或紙和筆，記下每天的行動量是很重要的。將目標定在每天一萬到一萬五千步。
- **測量休息狀態的心搏**。在你剛醒來尚未離床時測量心搏。休息狀態的理想心搏數約是每分鐘六十下或更低（運動員通常是五十多下）。

---

⑥臨床用途血液常規檢查包含八個項目，可輔助醫生做初步疾病判定，並藉此評估患者的嚴重程度。

- **修復腸道**。我們體內的細菌大多都在腸道中，而我們的免疫系統、大腦和荷爾蒙都與它有親密連結。生活在體內的這些微生物群內含好幾十兆細菌，脹氣、便祕或經常性胃痛都可能是腸道失衡的指標。腸道失衡可能會導致食物過敏、情緒失調，以及自體免疫系統或其他重大麻煩。爲了修復腸道，你需要做食物不耐症的檢查（如後述），充足的睡眠，並讓你的壓力減輕（如前述）。另外一項關鍵要素是避免使用抗生素（除非眞的需要），同樣要避免的是抗菌肥皂或其他相關產品，然後多吃含有益生菌的食物（天然的德式酸菜、泡菜，以及康普茶）。腸道修復能對你的健康產生重大影響。
- **有意識地活得有創造力**。你都怎麼讓自己放鬆？我們很常忽略這件事，這裡有些點子提供給你：擔任志工、寫作、畫畫、素描，或者烹飪。爲什麼要做這些事？投入一項能讓你好好享受的活動可使壓力荷爾蒙降低，增加幸福感，並讓你每天都有期待的事。一開始以每天十五到三十分鐘爲目標，讓自己玩得開心。

- **了解加工食品的真相**。無論你決定採用原始人飲食法、維根飲食或地中海飲食，這些飲食法有一個令人驚喜的共通點：他們都強調只使用非加工食品。你知道那些過度加工的食品都是刻意設計來引誘你的嗎？雖然已經是老生常談了，但重點就是：吃你的祖父母認同的食物。
- **避開荷爾蒙干擾物**。化學物質會導致我們的荷爾蒙失衡。暴露在這些荷爾蒙干擾物的環境中已經被證明會干擾我們的內分泌系統，引發生殖系統、青春期、更年期的相關問題，同時也會對免疫系統和大腦產生不良影響。荷爾蒙干擾物包括農藥、雙酚A、鄰苯二甲酸二辛酯、戴奥辛、多氯聯苯以及許多其他物質。首先，最好避免塑膠製品，尤其是加熱後的塑膠，改使用以有機方式生產的產品。

- **炎症指標物檢測**。你對自己的心臟和發炎指標數感興趣嗎？檢查一下你的膽固醇、低密度脂蛋白的粒子數和大小、高半胱胺酸、水解磷酸脂、糖化血紅素，以及纖維蛋白原。
- **食物不耐症檢測**。對很多人來說，這是達到理想健康狀態的最後一塊拼圖。最棒的是它完全免費，而且可以自己進行。從你的飲食當中移除下述一項食物（一次一項），三到四週後再把它加回來。假如你的症狀在加回某種食物後復發了，代表你對此項食物過敏，因此你應該避免掉它。常見的威脅物如下：牛奶、雞蛋、小麥（麩質）、黃豆、花生、堅果、甲殼類、味精（還有其他無數含有防腐劑的東西）、硫酸鹽。
- **保持感謝的心**。歐普拉說過：「對你擁有的一切心懷感激，你會擁有更多；如果你只關注你沒有的東西，你將永遠感覺匱乏。」

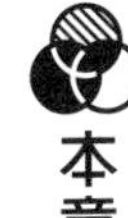

本章重點整理

- 推拿不只是一種油膩且讓人尷尬的治療，它能為健康帶來很多助益！
- 隨著微生物群相關科學的發展，我們了解腸道狀態幾乎從各個面向影響身體健康。
- 向一位醫師或相關從業人員諮商病情前，徹底確認他們的學經歷。
- 假如醫師的診斷感覺不太對，直接對他或她提出疑問，或尋求其他專家的意見。

CHAPTER 10
感謝

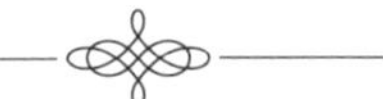

有兩種方式過生活。一種是當這世上無奇蹟；

一種是把每件事都當成奇蹟。

——愛因斯坦

心懷感激，是讓我們得以享受人生的一大重點能力。如果不懂得心懷感激，那我們就是將自己閉門於健康之外。**發自內心說聲感謝，是邁向「全富足」的關鍵。**

我每天起床時會在心裡默念幾次感謝。這個詞彙甚至刻印在我們臥房的牆壁上，因此我和蔻琳每天起床首先看到，以及每晚睡前最後看到的都是感謝。此外，我們客廳有一件藝術創作，上頭就是那個字「Grattitude」，它來自我們的一位藝術家朋友彼得．東尼（Peter Tunney），彼得喜歡用兩個「t」

表達感激[1]這個字，他說那是一種態度。這些東西幫助我保持正確的觀點看待忙碌的日常生活。不要等到壞事發生了才想到要心懷感激。**感謝應該是日常的練習，而非警鐘敲響後才覺醒**。

不過心存感激也是我在生命過程中逐漸學會的事。小時候每當我開始可憐自己，哪怕只有一瞬間，媽媽都會立即回應。她會對我說：「一個男孩因爲沒有鞋而哭泣，直到他遇見一個沒有腳的男孩。」我大概知道她要讓我了解感謝的重要性，但當時的我仍然渴望玩具什麼的，我無法理解爲什麼我不能擁有。

就像我先前提過的，我成長於曼哈塞特，長島上的一個上層中產階級城鎮。從這裡來往曼哈頓很方便，搭乘快速列車只需要二十七分鐘的車程。鎮上充斥在華爾街工作的人和律師，百分之九十八都是白人、上層中產階級，然後是舊教教徒。大部分家庭都是三代同堂，回想當時有這麼多沒離婚的夫妻眞令人感到驚奇。因爲九〇年代初期的經濟蕭條發生後，曼哈塞特的離婚率就直衝天際。至少在我印象中，我從唯一的一個單親家庭小孩，變成數十個的其中之一，而這幾乎只發生在一夜之間。

身爲鄰鎮中少數幾位成長於離婚家庭的小孩，我有點疏離，無法融入大家。這很諷刺，因爲我一直以來朋友都很多。我的父母在我三歲時離婚，因此我從來沒有經驗過其他孩子在成人的爭吵中受到的創傷，也沒有父親離家的回憶。我所認定的家就是由母親、外婆和我組成的。我並不覺得自己的處境有什麼問題，直到發現其他人都是三代同堂。後來我的父親再婚，但我不要母親這麼做，因爲我希望她只屬於我一個人。很明顯地，我沒辦法做任何事修復父母離婚對我帶來的困境。

同時我和同儕還有一個地方不同：我是新教徒。小學時，當每週二下午舊教的小孩都去聖瑪麗教堂上堅信禮課程時，整棟樓幾乎淨空。我們班的人數從一百五十三人銳減到剩十來個。獨自坐在空蕩的教室讓我感受到自己的格格不

---

①感激正確的拼法應該是「gratitude」。

入。

最後我要說的是，當時我家屬於城鎮中比較貧窮的區域，我家有三間臥室和大概十平方英尺的前院草坪。以當時曼哈塞特的標準而言這樣非常迷你。在曼哈塞特的莊園中，有些房子擁有足以打奪旗式美式足球大小的庭院。

因此，我是一個成長於小而破碎家庭的WASP（泛指信奉新教的歐裔美國人）。我和同儕之間的這些差異，讓我覺得自己的前途大概沒什麼成功希望。當時的我願意做任何事情讓自己住進某個美好莊園中的某間大房子裡，和大家一起去上禮拜二下午的堅信禮，然後跟父母同住在一個屋簷下。我當時認爲自己的處境比任何人都還艱難。我只想變得跟大家一樣。現在回顧這一切，我眞高興沒有跟他們一樣，我的與衆不同造就了現在的我，我不會願意拿它換取任何事情的。

愈多的感謝，等於愈多的幸福

直到十五歲才開始了解自己其實是很棒的，籃球是我的熱情所在，我也眞的打得愈來愈好。大學新鮮人那一年，我是一支贏得郡冠軍大學校隊的先發球員。事實上，我在最後一分鐘得到超前分讓我們贏得勝利。籃球是我第一件愛上的事，我想做到最好。我極度渴望變強。

爲了做到這一點，我必須跟同年齡中更頂尖的運動員一起打球。經由某些管道，我發現了讓我有機會離開曼哈斯特的賽事。我們常會聽到人們提到成功的運動生涯讓他們「擺脫」都市生活，我的目標完全相反：我想要離開這個漂亮又優雅的郊區。這意味著我要脫離充滿軟弱白人小孩的舒適小鎮，到哈林區最知名的河濱教堂去打球。

當我知道有甄選舉行後，我請母親載我到哈林區。那個時候的哈林區可不像現在這麼友善，在九〇年代光是開車經過一二五街都可能會出事。母親警告我要小心一點，然後把我放在教堂的大門口。

教堂的地下室是一個眞的很簡陋的體育館，像個死亡擂台，每個角落立著一根柱子。有許多NBA球員都曾在這個球館打過球，這座城市最好的球員幾乎也都來過這裡。我跟其他人一起在這個地牢般的體育館一起打球。經歷一番努力之後，我被選進U15（指參賽者年齡必須在十五歲以下）隊。我還有另一個朋友也入選，羅伯·霍奇森（Rob Hodgson），他是一位來自長島的好球員。羅伯後來去印第安納打球，然後再轉到羅格斯大學。我們是隊上唯二的白人小孩，事實上，我們是整個河濱隊伍中，包括U15、U16，和U17，唯二的白人。

我就是在那個永遠難忘的夏天過後學會感恩的，這件事塑造了我看待世界的觀點，比任何其他經驗都更重要。我至今最重要的成長都來自籃球而非課業，我從教練身上和在籃球隊中經歷的事所得到的生命經驗，比從任何一本書上學到的都還多。

在我們的第一趟外地錦標賽，三支不同年齡的河濱隊伍搭巴士往返於紐約和俄亥俄州的哥倫比亞之間。那是一段很長的路途，單程都至少要十二小時，我們全部人塞滿在巴士上。我特別記得當我們抵達下塌的旅館時，有些隊友對於可以用熱水淋浴和乾淨的毛巾大爲讚賞，他們在紐約沒有這些東西。我們每天會得到一些買食物的錢，通常我們會去吃麥當勞或漢堡王。我看到隊友們吃得很快，好似他們在家未曾吃飽一樣。後來我才知道他們眞的從未吃飽飯。

第一天晚上，我投了二十五分錢到付費電話跟母親說我平安抵達。我的一個隊友說：「有個會在意你人在哪裡的媽媽眞好。」我思考了大概一秒鐘，然後我說：「我知道。」不是說我好像不珍惜我媽一樣，但在那個瞬間我眞的領悟到我有多麼幸運，有個人願意爲我奉獻她所有一切。我眞的是受到祝福的。

當我的世界觀擴展並體認到另一些人的生活方式時，我的隊友同時也正在了解我。很多傢伙不認識任何白人小孩，我們在回家的巴士上玩「二十個問題」（twenty questions）的遊戲。我被問到類似這種問題：「你喜歡齊柏林飛船嗎？」「你說你不會在腿上塗乳液是什麼意思？那你都塗什麼？」回答齊柏林飛船的問題時，我說我喜歡「全民公敵」（一個嘻哈樂團）。其中一個隊友就說：「很好，但他們不喜歡你。」然後我們都笑了。

此時感謝的能力正緩慢地滲入我的血液中，幾個月後我們前往德州拉巴克參加一場大型國際錦標賽，在這個七天的旅程後，「感謝」才深植在我的腦中。

我們在拉巴克比賽一整週，這個地方除了德州科技大學之外幾乎沒什麼東西。我們一天只有一場比賽，以前我們一天都比三、四場。我們兩支球隊共約三十幾個哈林區的孩子加上兩個來自長島的白人小孩。在拉巴克實在有太多空閒時間了，因此有天下午我們決定去逛大賣場。

警衛像跟屁蟲一樣隨時隨監視我們。這是我第一次親身體認到什麼叫做「種族貌相」（racial profiling），我受到相當大的震撼。我們一群人明顯地被尾隨，那感覺很不舒服。我看到有些隊友臉上浮現羞恥和尷尬表情，而另外一些人一臉想要復仇。最後有些人在店內行竊，他們並非真的想偷東西，而是憤怒於警衛的監視，這是一種復仇方式。我可以理解。

我們沒有再回到賣場。

後來教練們聽到了偷竊的消息，他們取消我們每天買食物的零用金做爲懲罰。如果這發生在曼哈塞特組成的隊伍不會是大問題，因爲每個孩子都會從父母手上拿到額外的現金，有些人擁有的錢甚至可供應整個球隊一週所需。然而在這個隊伍裡沒有這回事，當時我還有一點額外的錢，但其他人一無所有，這代表他們要餓肚子。有些孩子索性不吃了，有些人還保留一點食物，而另外一些則偷東西。

我和一個偷竊的孩子一起到7-11，我永遠不會忘記他的身手有多專業。他冷靜、快速且毫不費力地拿走我們需要的任何食物。在此我要說明一件事：這傢伙眞的是一個很好的小孩，體貼又善良，他不是那種爲了刺激而偷竊的人。後來聊天時他提到他學會偷竊是因爲必須藉此幫助家人達到收支平衡。他不知道自己的父親是誰，他有四、五個兄弟姊妹，媽媽做夜班工作。他在上學的同時也要工作，然後他把籃球看得比任何事都重要（他確實是個很棒的球員）。他爲生存而偷竊，他並不爲此感到驕傲，但必須這麼做。當他談及家人以及艱困的處境時，我可以從他的聲音中感受到深沉的痛苦。我可以感受偷竊帶給他的羞愧，但嚴酷的現實使之成爲必要之惡。我不是在庇護偷竊行爲，但這件事確實讓我睜開眼睛看見一個事實：不能用刻板印象看待任何行爲。

最終我們完成了在拉巴克的任務，我想我們甚至把冠軍獎盃帶回家了。不過對我來說這趟旅行的記憶無關贏球，或我人生第一個比賽中的灌籃；我在這次的經驗裡學會了心存感激，它永久地改變了我。從那一刻起，我再也沒有覺得自己的處境比任何人糟糕，或我沒有得到公平的待遇。我很清楚如果我是我的隊友，在相同的狀況下我可能已經被殺害了。

心存感激是唯一一件可以讓你永保快樂的事。假如你能在日常生活中熟於掌控情緒並表達感謝之意，不用懷疑，你已經精通獲得幸福的方法。這很簡單：**愈多的感謝，等於愈多的幸福**。

試想一下，每個宗教信仰的共同主題就是「感謝」。無論你是信仰新教、舊教、回教或印度教，你的信仰都奠基於心存感激。有些人的方法是寫日記，有些人是片刻寧靜的祈禱。同時你也可以有意識地對你的伴侶、配偶、親人或同事表達感謝之意，或許每隔幾天就說一次，在他們爲你做了任何事之後。你也可以透過電子郵件做這件事，表達感謝沒有特定規則，找出最適合你的方法即可。

對你遭遇和擁有的一切抱持感謝之意。無論事情看起來有多糟，你都不會是最糟的那一個。不要等到重大傷痛發生才開始珍惜你失去的東西，對每一件事心存感激。

別拿自己跟別人比較

心存感激的另一個面向是**避免做比較**。永遠有人比你更有錢，擁有（感覺上）更完美的人際關係，或更平坦的小腹。拿自己和其他人比較，或試圖成爲別人，是場你永遠贏不了的比賽。

我發現在商場上要做到這件事特別困難，人們總是會拿我們的公司與其他公司做比較。在現實上這是必然的，你必須衡量自家產品——你提供給客戶或點閱者的東西——在市場上的狀況，才能增進顧客的整體消費感受。老實說，我很厭惡這件事。我寧願全神貫注地把自己做到最好，其他就順其自然就好。在商場上比較在所難免，但個人生活你不需要這麼做。

加州大學洛杉磯分校的傳奇籃球教練約翰．伍登，他率領棕熊隊贏得史上最多的十次總冠軍，就是體現這套信念的人。伍登跟其他籃球教練不同，他從來不把偵探敵情當作首要工作。相對地，他更專心於讓自己的球隊變得更好。

保持心存感激的簡單方法

如果你總是悲觀看待生命，無法讓自己真心感謝一切，我建議你去擔任志工。去慈善廚房、受暴婦女庇護所或長青運動中心工作。幫助那些不如你那麼幸運的人是最快找到感恩的心的方式。我永遠不會忘記我在華盛頓特區的慈善廚房工作的事，當時在個人或工作上我都有點迷失自己，我還考慮過放下紐約的工作和朋友搬到新的城市發展。然而，我在慈善廚房才工作沒幾分鐘，那些陰鬱的想法就消失了。我珍惜擁有的一切，並領悟到還能選擇到別的地方重新開始的我有多麼幸運。

如果你不知道該去哪裡做志工，找找看類似大哥大姐會（Big Brothers / Big Sisters）、救世軍（Salvation Army）這樣的組織，或者當地的慈善廚房和食品發放單位、受虐婦女相關組織，或者教堂和信仰機構。再不然，金援永遠是一種慈善行爲。所以如果你現在沒有時間當志工，你還是可以在財務上做出貢獻。

打造富足人生的關鍵：感謝

我的朋友麗莎．蘭金博士（Dr. Lissa Rankin）相信將感謝的心意表達出來有助健康。科學證據是站在她那一邊的，表達感謝被證實能對心情、外表和健康帶來改變。研究顯示快樂的人比不快樂的人多活十年。不過，我們要如何變得快樂？如何用更樂觀的眼光看世界？

在《這一生的幸福計劃》這本書中，作者索尼亞．柳波莫斯基指出人們快不快樂有百分之五十由遺傳參數決定，顯然這不是我們能控制的部分；有百分之十來自生命境況（例如工作上得到晉升、找到一個永遠的靈魂伴侶，或者實現夢想）；另外的百分之四十來自「有自覺的行動」（intentional activity），我們能透過行爲來影響這一部分。這代表著我們無須改變環境就能讓自己的快樂程度提升百分之四十，而「有自覺的行動」之其中一個關鍵，就是抱持感恩的心。

有研究顯示常心懷感激的人比較快樂、更有活力、滿懷希望、樂於助人，更寬容大度也更富有靈性，比較少有唯物主義傾向。他們同時也比較少感覺到沮喪、焦慮、寂寞、妒忌、神經質或生病。在一次實驗中，有一群受試者被要求每天記錄五件讓他們心存感激的事，而另外一群人被要求記錄五件讓他們感到困擾的事。那些表達感謝的受試者不僅變得更快樂，也更樂觀，他們出現比較少的生理症狀（例如頭痛、咳嗽、反胃或粉刺）。

另外一個相關研究顯示，那些規律做感謝練習的慢性病患者在臨床症狀上有顯著的改善。有嚴重情緒問題的人，在每天記錄感謝的想法之後變得不再那麼憂鬱——相對於那些沒被要求表達感謝的患者。

根據柳波莫斯基博士的研究，心存感激能有以下效用：

- 帶來更正面的生命經驗。
- 強化自我價值與分享。
- 幫助人們度過壓力和傷痛。
- 鼓勵善良、有道德的行爲。
- 建立社群連結，加強現有的人際關係，並培育新的友誼（寂寞的人罹患心臟病的機率是那些擁有穩固社交連結的人的兩倍。）
- 抑制具傷害性的比較行爲。
- 削弱如憤怒、怨恨和貪婪等負面感受。
- 減低享樂適應[2]（hedonistic adaptation）。

提供幾種表達感謝的練習方法：

・**記錄感恩日誌**。仔細想一下三到五件讓你感謝的事，（即使是平凡小事也沒關係！）把它們寫下來。數據顯示即使一週只做一次都能帶來助益，如果你發現每天記錄對你有幫助，繼續保持！

試試「三問日誌」來幫助你敞開心胸記錄感恩日誌，這個方法由人類學家安哲莉・亞立恩（Angeles Arrien）發明，醫學博士瑞秋・娜歐米・雷曼（Rachel Naomi Remen）將它教授給世界各地的醫學院學生和醫生。

在每日的尾聲，找個時間回顧這一天，並問自己三個問題：

◎今天有什麼事讓我驚喜？

◎今天有什麼事讓我感動？

◎今天有什麼事讓我得到啓發？

把每天記錄「三問日誌」當成鍛練「感恩肌力」的臥舉練習，能讓你更容易因爲微小的善良、美好和愛感受到驚喜、感動和啓發。在你察覺之前，你的心已經啪的一聲打開了，然後愛開始溢滿你的生命。

・**大腦訓練**。如果寫日誌不對你胃口，訓練自己做感恩的思考或許會好一點。每天留意一件讓你無法心存感激的事，然後試著將之轉換成一個感恩的想法。舉例來說，如果你對每天通勤這件事感到不滿，把它轉換成對於你還擁有一份工作的感謝。

・**增加練習的多樣性**。除了記錄日誌和正向思考之外，在晚餐時間大聲說出什麼事讓你心存感激，或把你擁有的幸運創造成實體的藝術品。馬上去做！我們很容易感到煩膩，因此當我們一直改變感謝的方式時，感謝就能發揮更大的功效！

---

② 指當環境的改變給人帶來快樂時，人們通常會很快習慣環境的改變，恢復到平常的快樂程度。

- **直接對他人表達感謝**。打電話給朋友，寫一封信，與家人或一起工作的同事分享你對他們的感謝。對在你的生命中有所貢獻的人表達謝意。

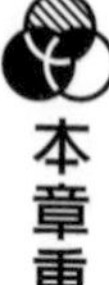

本章重點摘要

- 記錄感恩日誌是學會感謝的一個好方法。每天都把讓你心存感激的事情記錄下來。
- 除非你懂得心存感激，否則無法達到「全富足」。
- 拿自己跟別人比較，是場必敗的比賽。永遠有人比你更聰明、更有錢、更瘦或更成功。你應該對自己擁有的一切感到快樂。
- 施比受更有福。

CHAPTER 11
接地

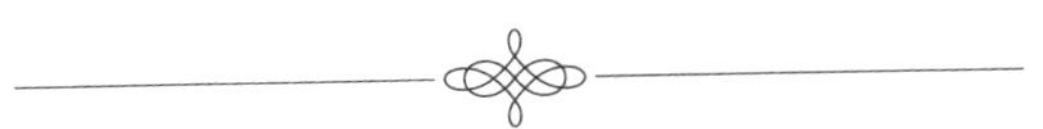

我們吃的食物、做的運動、喝的水、呼吸的空氣，
以及居家環境和衛生設施的品質會反映出我們的健康狀態。
——英國查爾斯王子

這些年來，我開始明確感受到接觸大自然對整體「全富足」的重要性，這也是爲什麼我的公司取名爲「綠身心」。「綠」這個字，帶有生態意識以及與大地接觸的意涵。

在我創辦「綠身心」之前，類似「身心與精神」「身心靈魂」「身心連結」等詞彙都已經被廣泛使用。在我頓悟之前，我認爲那三個字中只有「身」重要：你照照鏡子，看起來還不賴，就覺得一切就緒了——爲自己和異性就緒。各位，我錯了。**爲了擁有最健康的生**

活我們需要三管齊下，同時關注身體、心靈，和環境。無論你喜不喜歡，所有的一切都是連結在一起的。

讓我來說明一下。心靈和身體是合一而非分開的，這也是爲什麼我們閱讀了每一本自我成長書籍，按照某人僵硬死板的方法減重卻仍然不健康的原因。假如你跟自己的身體失聯，我們就不會眞正的健康，因爲我們沒有和自我建立連結。

接著我們來談談已經擁有身心連結的狀況：我們做精神上的練習，我們每天表達感謝之意，我們冥想、做瑜伽，我們吃更多蔬菜，我們吃有機食品。這樣就是健康嗎？或許是吧，但也可能不是，還缺少一塊拼圖：「綠」。

我鼓勵各位問自己兩個問題：我們把什麼東西帶進家裡或身體中？我們使用化學和有毒物質，還是天然製品？化學製品和有毒物質，很輕易地就可以抹殺掉我們爲了提升生理和精神狀態所付出的一切。

你和大自然之間有連結嗎？無論你的宗教信仰爲何（如果你有的話），你都可以得到我們是來自同一源頭並互相連結這個論證。我們身處的環境也來自同樣源頭，或說造物主。這不就意味著我們應該保持敬重地對待環境嗎？因爲在根本上，是環境在統合並支持著我們。

因此才有了「綠身心」，它並非三個分別的單字，它們是一體的。這三者密不可分，我相信這就是實現健康和「全富足」的正確答案。

在我年紀漸長之後，我發現自己無時不嚮往大自然。我是個紐約人，通常在城市中散步而非到森林健行。過去這幾年來，我開始發現光腳走在沙灘或草地上的感覺眞的能讓人恢復活力。在一些團體中他們稱之爲「接地」，但其實就是做一些我們大多數人在小時候會做的事：光著腳走在沙灘、草地，或任何大自然的表面。

科學研究指出，「接地」能帶來許多好處。在一份二〇一二年的研究報告中，證實這些助益確實與我們的身體及大地上的電子之間的連結有關。

新興的科學研究揭露了影響健康的一項環境因素，帶有令人驚豔的正向幫助，卻爲人忽略：大地電子可藉由直接物理接觸而大量供給。現代生活型態讓人類遠離這些接觸，報告顯示這個失聯可能就是導致生理機能不良以及不健康的主因。與大地電子的再連結，已被證實可顯著促進生理機能轉變和自我認定的主觀健康。接觸地球（或稱接地）——光腳走出戶外——讓人擁有更好的睡眠品質和減輕疼痛的感覺。

無論科學研究怎麼說，我純粹就是喜愛那種感覺！

光腳走在柔軟潔白（而且乾淨）的沙灘上絕對是我最愛的事情之一。我發現自己每隔幾個月，尤其在冬天，就會渴望做這件事。我經常爲了工作到西岸旅行，每當有機會我就會去海灘或公園，脫下我的運動鞋，光著腳享受一小段時間。即便只是幾分鐘，我也會專心地感受我的腳與地面接觸的每個步伐，我發現這個接地練習非常具有療癒效果。我這個土生土長的紐約人從沒想過自己會愛上這種感覺！

綠色的家

綠化，包含避免毒素進入你的家中。要完全做到零化學物質是不容易的，但可盡量試著用天然的東西，例如無毒清潔劑，來淘汰一些不必要的產品。

這個科學報導可能會引起你的注意。美國環境工作組織（EWG）在二〇〇九年主導了一項研究，從十位新生兒的臍帶血採樣中發現了高達兩百三十二種有毒化學物質：

除了雙酚A之外，在這些美國新生兒身上被首次偵測到的物質，包含一種被稱爲「四溴雙酚A」的有毒化學阻燃劑。它被廣泛地用在電腦電路板製作上，也常見於添加在化妝品和清潔劑的合成香氛之中；還有全氟丁酸，與惡名昭彰的鐵氟龍屬於同一家族的毒素，常被用在製作不沾鍋、除油劑、去污劑，以及防水布料上，常見於各種廚具、織品、食物包裝以及其他產品。

這些東西全在新生兒體內！想像一下幾年後的地球會是什麼模樣。光是這份研究，還有其他的研究有類似發現，就足以向每個人證明，綠色才是健康的顏色。

我的朋友海瑟·懷特（Heather White），EWG的執行董事，提供了一些關於如何讓你減少暴露在化學物質之下的建議。

以下是三個讓你更聰明地購物，並減少自己化學物質暴露機會的有用提示：

1. **閱讀標籤**。購買食物的時候我們大多數人都會看標籤，但是你曾經看過個人護理用品和清潔劑的原料組成嗎？雖然有點複雜，但只要學會幾個化學物質的名稱並留意它們，例如三氯沙（triclosan）、對羥基苯甲酸酯（parabens），還有鄰苯二甲酸酯（phthalates），你就能夠避免掉最具攻擊性的潛在危險，保護自己的健康。

2. **購物前先做功課**。EWG，我經營的一個關於環境與健康的非營利組織，已經製作許多很棒的工具可幫助你更聰明地購物。你可以參考「Skin Deep」這個資料庫（www.ewg.org/skindeep），來尋找適合的個人護理用品，或利用「Food Scores」（www.ewg.org/foodscores），來確認可能潛藏在你所謂「健康」食物產品中的添加物。這兩個工具的應用程式都可在iPone和Android的系統中找到。EWG提供給消費者指南文章，主題範圍很廣，並且簡單易懂，能幫助你爲自己或家人做出更聰明、更健康，也更有助環境的消費選擇。

3. **選擇成分簡單的產品或自行製作**。改變清潔和保養的使用習慣比你想像中的容易。自己動手DIY很有趣同時很有效率，而且花費比到商店購買產品更便宜。試試看用醋和蘇打粉製作水管清潔劑，或用有機椰子油代替你的保濕液。同時，在購物時選擇原料成分較少的產品，成分愈少意味著暴露到有毒化學物質中的風險就愈小。

打造富足人生的關鍵：接地

派翠西亞．湯普森醫師（Dr. Patricia Thompson）是一位職場心理學家（coporate psychologist）、人生教練（life coach），也是一位作家。以下她要談談接觸大自然對健康帶來的益處。

欣賞雄偉的大樹，呼吸略帶鹹味的海洋氣息，或者一片色彩繽紛的花海，總是讓我驚嘆不已，滌淨我的靈魂；怪不得有這麼多藝術家和詩人從宇宙萬物的美中找到靈感。研究顯示，大自然能以許多驚奇的方式爲身體和心靈帶來好處。

多接觸大自然能增加你的活力。有一系列研究藉由受試者的自身感受來檢驗大自然對生命力的影響。研究人員發現親身接觸、觀看圖片，甚至想像自然景致都能提升受試者的能量。這個結果並不令人驚訝：當你在户外，看到、聽到、嗅到各種生命力環繞周遭，怎麼可能不變得更有活力？

大自然能讓你更能適應壓力。在一項研究中，受試者先觀賞一段工作場所發生各種意外的創傷性影片，之後他們可能會看到大自然的景致或者城市景觀的內容。研究人員發現後來觀看大自然景致的受試者，比觀看城市景觀的人更快從前一段影片產生的壓力中恢復。因此，假如你覺得自己壓力過大需要休息，到公園散步一下，或者就只是到你的露天平台看看樹木，都能讓你放鬆並恢復活力。

在大自然中運動讓心情更好。運動能讓大腦製造腦內啡這件事已經爲人所熟知，腦內啡是自體生產的心情強化因子，如果我們再把大自然的因素也加入其中，會產生更好的調合作用。舉例來說，過去有一些研究報告顯示，受試者只要從事五分鐘的戶外運動便能提升情緒和自信。此外，在周圍有水的地方運動更有額外的助益，這也已經被證實會帶來更大的影響。游泳或在海灘上慢跑，有人有興趣嗎？

親近大自然有助於提升專注力。研究顯示，經常親近大自然跟專注力的提升有所關聯。其中一項研究發現有過動症（ADHD）的小孩在大自然中散步二十分鐘，比在城市中散步有更好的專注力；另一項研究顯示到公園散步（或僅僅凝視綠地），都讓受試者更能專心並紓緩精神疲勞。所以與其攝取咖啡因，何不攝取大自然的養分？它可是一種沒有副作用的醒腦劑！

居住在綠意盎然的地方能改善心理健康。一項研究在五年期間持續追蹤受試者，發現搬家到生活區域周邊有較多綠地的人比其他人更健康。無論你相信與否，這個影響能夠延續三年。這個研究絕對能給城市發展研究人員一些啓發，假如他們希望整體居民變得更健康的話。

接觸大自然會增強免疫系統。研究人員已經證實，長時間接觸大自然可以增加你的「驚嘆」（awe）能力（例如，你沉浸於雄偉的山脈或夕陽之美所帶來的莊嚴之中的那種感覺）。驚嘆不僅能讓你更察覺當下，對人生知足，它同時也能讓細胞激素（cytokines）減低——細胞激素是發炎指標物之一。

親近大自然也讓你變得更有雅量。這是另一個關於「驚嘆」讓人驚喜的發現，研究報告顯示在日常生活中較常感受驚嘆的人，傾向以較爲慷慨寬容的態度對待陌生人。在一項實驗中，我們發現那些爲美麗樹林所懾服的學生，比花相同時間凝望建築物的學生，更願意幫助發生意外的人。研究人員認爲驚嘆之感讓我們體會到與外界的連結，因而將自己視爲這個廣大世界的一分子。

居家附近有綠地能使人長壽。在日本，有份持續五年觀察老年人的報告顯示，居住於走路可及就有綠地的區域能降低死亡風險，這個關聯是在固定了收入、年紀、性別、婚姻狀態與其他變動因素之後得出的。想活得長一點嗎？搬到公園旁邊吧！

在室內種植植物對健康有正向影響。即使你沒有辦法花很多時間到戶外活動，把自然帶進室內也會有幫助。舉例來說，在一次相關實驗中，將盆栽帶回病房的術後患者，比沒有做這件事的控制組測出更低的血壓，以及較低的心率，疼痛、焦慮和疲勞指數也都比較低，服用較少的止痛藥物。

結論是什麼？綠化你的周邊環境，在室內種植植物，然後選擇居住場所時把綠地這項因素也納入考量。盡可能去戶外接觸大自然，假如附近還有水會更好。最後，把安妮·法蘭克（二戰猶太人大屠殺中最著名的受害者之一）的話牢記在心：「對那些感到恐懼、寂寞，或不開心的人來說，最好的療癒是走出戶外。在那裡他們可以獨自親近天堂、大自然以及上帝。唯有如此，一個人才會感受到一切都是安排好的，上帝希望每個人都快樂，在大自然純粹的美中快樂。」

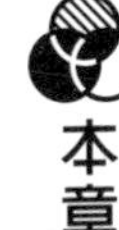

本章重點整理

- 大自然提供了休息和撫慰。定期安排時間到美麗的大自然中小歇片刻吧。
- 透過「接地」這個簡單方法，感謝我們與地球之間的連結。
- 盡量去除家中的毒物，包含清潔劑，特別是個人的護理用品或化妝品！
- 利用類似「Skin Deep」資料庫等資源來尋找乾淨無毒的產品。

CHAPTER 12
生死

生命很單純。每一件事都是爲了幫助你發生的，而非針對你。
每一件事都發生在最好的時機，不快也不慢。
你不需要喜歡它……學著接受會容易許多。
——《一念之轉》，拜倫·凱蒂

意識到生命終有結束的一天，是「全富足」的另一個重要面向。

常有人跟我們說應該把每一天都當成最後一天來活，但我們時常是在親近的人去世之後才認眞看待這個課題。

一九九四年的三月，一個涼爽的春天早晨，我當時因爲前一晚的酒桶派對還宿醉得一塌糊塗。你們已經知道到處參加派對是十九歲的我人生中最重要的事。那天我原本應該要從長島開車到威徹斯特看我父親打板網球（paddle tennis），一種跟網球很類似的運動，但場地較小，球拍也較堅硬。但我只想睡覺，所以就放了他鴿子。後來當我打電話跟他說我的理由時，我感覺到他很沮喪並且受傷。

我無法理解爲什麼他要那麼生氣，畢竟他一直都不在我身邊。雖然我跟住在一起的母親和外婆非常親密，但長久以來我跟父親之間最好都要保持一段距離。

不過，在這件事發生前的一整年狀況變得不太一樣，他從來沒有那麼頻繁地出席我的人生場合。我們基本上一個月見一、兩次面，不是他來看我打球，就是我們一起去看籃球比賽。但後來我的每場比賽他都會出席，我們也會一起吃晚餐並有一些認真的對談。我們的關係終於有所改善。諷刺的是，當時他因爲商業不動產市場崩垮而破產。

當時的他其實大可表現出憂鬱、狂暴，或至少心事重重的模樣，但相反的他似乎決定改變自己的人生方向，而我就是其中之一。放鴿子的幾天過後，我打電話跟他道歉。我們只聊了一下子，但彼此之間的憤怒確實已經消解。我說我愛他。我們的關係更進一步。

之後才過沒幾天，他突然就走了。

我永遠不會忘記那個下午，我和朋友麥特剛從淘兒唱片回來。我把車停上我家的車道，然後看到母親臉上的表情，我知道發生什麼大事了。四十六歲，我的父親因爲劇烈的心臟病發作立即死亡。就在一場板網球比賽之前。

我的朋友們和家人都無法理解一個看起來這麼健康，身體狀況這麼好的人，怎麼會因爲一次劇烈的心臟病發就馬上死亡。他給人的感覺還不到四十歲，不久前才剛參加一百英里以上的自行車競賽。而且就在幾年前，他贏得四十五歲級別的板網球雙打全國冠軍。

我的父親有一些天生的心臟問題，但他從未認眞看待。當時他有過幾次心悸或輕微的心臟病發作的警訊，在監獄裡的時候。

是的，他在監獄裡，而這就是壓力的來源。當時的他剛經歷與第二任妻子非常痛苦的離婚，同時他的不動產事業崩盤。我爸幾乎是在一夜之間從飛黃騰達到破產，九〇年代初期不動產市場的崩垮是一部分原因，另一部分則是他自己的問題。他揮金如土，絕不是個儲蓄型的人，買車、買船、度假，他花錢的速度已經不能再快了。火力全開、全速前進就是他的人生方針。

這樣的生活態度有一些值得我尊敬的地方，但同時也是魯莽而不負責任的。而且當音樂一停，他的財務狀況崩毀，連同婚姻也一起崩毀。有趣的是，金錢有時候會幫人們排解婚姻問題；不過當金源不再，全部的麻煩潰堤似地像一場洪水淹沒了整個婚姻。

我的父親在離婚訴訟中同意支付巨額贍養費。剛開始他還負擔得起，直到市場和他的財務狀況開始萎縮後，他再也無法負擔。不過，他仍然覺得無論事情有多糟，他都能將形勢逆轉，他就是這種傢伙。他不止已經負債，而且根本沒有任何他媽的機會可以讓他翻身。

等到贍養費到期時，他根本無力支付，因此他就被丟進了監獄。

他的心悸和心臟病在那裡第一次發作。對於事業和人生，我的父親從未表現出焦慮模樣，但當時發生的事很明顯對他造成巨大壓力。在他死後，我們都確信壓力就是罪魁禍首。

我在震驚與傷心中首先想到的是，假如我跟父親沒有和好，這一切將會有多麼可怕。如果那時候我沒有打電話向他道歉？我們會繼續生彼此的氣，再也沒有機會修復關係，並確認那近期在我們之間逐漸升起的愛。

從此之後我再也沒有因爲氣憤而對某個我愛的人掛電話，或轉頭離開他們。我用「我愛你」做爲幾乎每一封簡訊、電子郵件，或每一次對話的結尾，特別是對母親和我的妻子。不論那個當下我們對彼此有多麼不滿，我最後還是會說「我愛你」。我將之視爲父親留下的禮物，這個得來不易的課題是我藉由失去學會的第一件事。這個簡單的做法讓我和我所在乎的人之間的連結加深了。如果我失去他們，至少他們知道，我有多愛他們。

死亡是生命的結束，不是一段關係的結束

我爸死後，我哭了兩天都沒有停。但在他的喪禮上，我深深地感受到與他之間的連結，而這個感覺驚人的好。我陶醉在喜悅之中並有一種精神上的理

解，我對這種感覺不太熟悉，只是單純地理解到這一切都將沒事。我感謝這個意料之外的認知，但同時也覺得這件事實在太不可思議了。我在父親的喪禮上感受到確切的幸福？這是死亡帶給我的第二堂課：**儘管會痛，死亡也能帶來跟失去同樣豐厚的連結感**。

哀悼父親讓我有了一個新的精神信念，相信即便已然逝去，我們愛的人還是能持續指導並豐富我們的人生。哀悼爲許多即將來到的改變做好了準備，若非我當時體驗到了那個暢通的感覺，我不敢確定我會有勇氣離開一個常規性的職涯然後創業，或者開始喜歡上瑜伽或冥想。同時我也了解到我有能力度過最深沉的痛，並從中體驗到寧靜。

父親去世八年後我經歷了另一個非常不同的失去。提姆．歐洛林是我一個非常親密的老朋友，在他二十八歲時我失去了他，他的死眞的讓人非常心痛。提姆整個人生幾乎都深受躁鬱症所苦，但他當時才剛到華盛頓拜訪我，我們一起去看了一場滾石樂團的演唱會，擁有非常美好的時光。當時我和提姆幾乎每週都會通話，他也會坦率地說出自己的感受。感覺上他已經變得愈來愈好，所有的一切也都聚攏——他的感情、事業，以及他對人生的見解。因此當我接到他父親的電話說發現他已經死了的時候，我感到全然的震驚。

我在父親的整個喪禮過程都沒有掉一滴淚，因此我認為在提姆的守靈夜我也能做到。各位，我錯了。當我一把車停進殯儀館的停車場，我就潰堤了。我歇斯底里地痛哭，我的母親從旁邊扶著我。最後我終於整理好情緒走進室內，但當我和提姆的母親凱西眼神相接時，我們兩個都失控地開始哭泣。

隔天當我在念悼詞弔唁提姆的時候，我三度嗚咽到無法自己，我在提姆的守靈夜和喪禮上哭得比父親去世時還多。當時那種和平寧靜的感受呢？他走得毫無價值，而且在那之後的幾個月無論我做什麼，一種存在主義式的憂鬱都籠罩著我。

在當時，我真開始認為自己非常不對勁。現在我知道並非如此，失去與自己年紀相當的好朋友跟失去父親是完全不同的。我原本以為我們的友情會永久延續，這同時也讓我有一個痛苦的認知：**自身的死亡必然性**。

當我漸漸從急遽痛楚的階段恢復後，我開始察覺到認清自我和確立目標的急迫性。我開始有所動作。我領悟到最痛苦的失去，會把你從自得意滿的狀態中震醒，並清醒地看待人生。這是提姆帶給我的禮物。

無論是否失去某個親人，我們都需要這樣的清明。**珍惜生命的每一天，把它當做一份禮物**。意識到你可能在眨眼間就失去某個你愛的人，因此該好好對待他們。這並不是說我們要整天帶著這些可怕的念頭鬱鬱寡歡地過日子，但保持對生命易逝的警覺，會讓我們更加珍惜每一天。這是獲得「全富足」的最後一個關鍵。

九年後我的外婆過世。傷痛再次意外地出現，失去她的我幾乎淹沒在無止盡的痛苦中。她當時九十一歲，可說是自然死亡，但對我來說卻是最心碎的一次。我的外婆可算是我的第二個母親，我在有她的家裡長大——只有我、我媽，和外婆。我們一起吃飯，一起看電視也一起旅行。我甚至還在她九十歲時教她做瑜伽。

剛得知癌細胞已經轉移的診斷時眞的難以置信，她是這麼的敏捷有活力，移動速度比我認識的任何人都還快。讓我震驚的是，在診斷的幾週後癌症就已經發展到最後階段。我爬到她的病床邊，盡量安靜地哭泣。每一次的擁抱，我讓自己盡可能專注在那個當下，除了抱著她的感覺我什麼都不想，我感受著她的能量，聽她的聲音，試著吸收每個瞬間。我是如此愛她，因此也那麼的痛。

基本上從她被確診到過世，我總共哭了四個月。我看著她在幾乎難以忍受的折磨中死去。即便我試著安慰自己她擁有一個很完整的人生，我的心仍像空了一個洞，至今依然如此。

接納並非失敗，是一種覺察

我在三十七歲時失去外婆，這件事跟我在二十七歲時失去最好的朋友或十九歲時失去父親的感覺完全不同。失去外婆讓我學到另一件事：**每一個死亡都是不同的，而每個人面對死亡的方式也都不同。處理悲痛無分對錯，更沒有**

什麼教戰手冊。無論剛開始我有多想趕快振作，對自己的反應有多懊惱，最後我學會讓自己的悲傷完全釋放。這聽起來或許有些陳腔濫調，但悲痛讓我們自己和逝去的人獲得撫慰，無論它是以何種面貌呈現，你無法逃避悲痛，只能經歷並克服。

研究發現就算人們正處於傷心難過的痛苦中，憶起關於所愛的人還是能有大笑或微笑的能力，能感受到這種幸福或幽默的哀悼者，能更快從急劇的痛苦中復原。即便處境艱難，還是要試著從中找尋喜悅。就像前面章節提到的，感謝的練習可以幫助正經歷深刻痛楚的我們找回平衡。

不久之後，無止盡的哀傷慢慢平息。我記得提姆的喪禮之後，我們一群高中好友圍坐在他家，我們非常沮喪，不知道爲什麼我們會失去這麼年輕的他。然後有個朋友想起幾年前提姆和我們一起做過的又蠢又好笑的事，我們全都笑了。隨後故事一個接一個，一個小時後我們的眼淚和悲傷都變成了笑聲和感謝，就像我們在爲親愛的好友這短暫但有意義的生命慶祝著。

面對親人的死亡從來不是件容易的事，我從中學得了面對悲傷沒有什麼對與錯的方法。不過我也相信生命力的循環，某些東西衰落了，生命力會賦予到另一個生命身上。我不相信輪迴，我認為死亡會讓我們面對生命的現實面，並引導我們做出必要的改變。生命無比珍貴，而它很可能在某個不經意的瞬間就消逝無蹤。我們生存的每一天都是奇蹟，別忘了這件重要的事。

打造富足人生的關鍵：生死

《持續前行：從悲傷中成長》（*Keep Going: From Grief to Growth*）這本書的作者艾美．杜菲恩（Aimee DuFresne）幫助我理解悲傷是如何重塑我的人生，也讓我更知道如何幫助他人度過失去帶來的傷痛。我在此請她分享一些得來不易的智慧，關於如何與一個正處於悲痛中的人應對。

我們不太知道對一個剛失去所愛之人的人該說什麼。有很多悲傷的人們跟我說過，當朋友或認識的人試著安慰他們卻說出不合時宜的話，只讓人感到空虛並添增喪失感。當然，這些話是以最好的意圖說出來的，但方向卻完全錯了。在這裡我提供幾個建議，當你下次面對一個傷痛中的人時，請牢記這幾點。

「每件事會發生都有它的原因。」這是一句悲傷的人最不需要聽到的話。別誤會了，我完全相信這句話是眞的，我也依循著它過活。但當意外的悲劇來襲，我們體驗到死亡的無意義，此時需要的是重新校準、評估，重新啓動我們的人生。

在我剛上大學不久，一位高中朋友的父親突然過世。她曾經是我認識的人中最積極正向的人，她的人生藍圖被設計得很完美。大學、婚姻、兩個孩子。這個女孩總是能做好任何事，我對此印象深刻。因此當我聽到她在失去父親後說的話時，我嚇了一大跳。她跟我說她原本一直相信任何事發生的背後都有一個原因，但失去父親這件事證明她是錯的。她說她要休學。她說入學只是爲了讓父親感到驕傲，現在還有什麼意義？她不再想要結婚，誰能牽著她走過紅毯？生小孩就更不用說了，她不想造成任何人經歷喪親之痛。

幾年後我再次遇見她，我無法不驚訝於她最後還是選擇留在學校。她在畢業後結了婚，然後生了兩個很美的女孩。這個女孩再一次地做好所有的事。

如果在她剛失去父親的當時，我跟她保證每件事發生的背後都有原因，她一定會回到正軌，會有幫助嗎？絕對不會。她需要時間思考，療癒，決定自己該怎麼繼續人生。

「時間會治癒一切。」噢，眞的嗎？那確切的時間是多久？幾週？幾個月？幾年？好幾十年？需要幾個世紀？事實是：時間不能治癒一切。我知道這違反我們對於失去熟知的智慧，但好消息是：時間會改變我們。我的朋友在失去父親時感受到無止盡的悲痛和哀傷，但一年之後她不再受困於此。她讓自己重新出發，她回到大學並繼續實現夢想，爲了榮耀父親，也爲了自己。

「你還年輕，你會遇到其他人。」如果你曾對某個失去伴侶的人說過這句話，我勸你今天就拿起電話，對自己沒有同理心的行爲眞誠地道歉，並尋求朋友的原諒。然後你也原諒自己，保證自己再也不會說這句話。

「你走出來了嗎？」或**「已經一年了……」**我數不清我的丈夫班去世後，究竟有多少人用多少種不同的表達方式問我第一個問題。第一次甚至就在他過世的一個月後！一年後我開始不斷被問到同樣的問題。某天一個好朋友問我一個敏感的問題：「已經一年了，你覺得自己走出來了嗎？」「不！我沒有！」我不可置信地大吼。她聳聳肩，看似對我沒能如她認爲的那麼快恢復而感到惱火。

令我訝異的是，即便在我的丈夫過世一年或更多年後，聽到這個問題仍帶給我更多痛楚。其實到那個時候驚痛的感覺已經完全消逝，我也獨自重建人生並適應其中；在此同時那些認爲我已經復原的朋友開始檢驗我，確認我已經復原。我可以說沒有一個人能眞正從失去人生伴侶、小孩、父母或好友的痛苦中復原。我們大部分的人，就像我的高中好友一樣，會選擇繼續我們的人生，也會再次獲得幸福和愛，但那個失去的痛苦仍會一直伴隨在我們身邊。

對一個處於悲痛中的人，最好就只是一句簡單而體貼的：「我愛你。」

班過世當時，我幾乎已經兩年沒有跟我的母親說過話。每當我們接觸，她總是沒辦法說出我想聽的話，事實上她說的常常和我需要的完全相反（我想你們應該可以理解）。就在班去世後，她打電話來了，我打起精神準備接受最糟的狀況，但我發現自己太虛弱了，沒辦法讓自己對抗那些難入耳的話語。

其實我毋須擔心。我的媽媽，在持續說錯話長達三十年之後，當時眞的讓我大吃一驚。她說了我迫切需要聽到的那句「我愛你」，並一再重複。眞的很暖心，很療癒，在我最空虛時帶來幫助。讓我在難以忍受的痛苦中獲得一絲舒緩。

當你遇到一個剛失去親友的人時，與其詢問關於死亡的細節，何不問問其他的事，例如：

- 他叫什麼名字？
- 他喜歡做什麼事？
- 他帶給你什麼啓發？
- 他離開之後你有感覺到他仍陪伴在你身邊嗎？

聚焦於生命，而非失去，能讓一切有所不同。

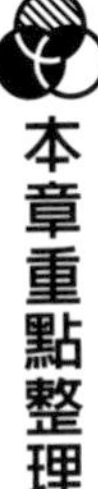

本章重點整理

- 把每一天都當成最後一天來活。這樣的態度會賦予每天全新的意義。
- 即便是在哀悼親人逝去的傷痛中，一點笑聲或微笑都能舒緩情緒。
- 永遠別對處於傷痛的人說「時間治癒一切」，表達你對他們的愛和支持即可。
- 處理悲痛的方法無分對錯，我們必須用自己的方式抒發。
- 尊重每個人表達悲傷的方式，接受自己面對傷痛的反應。

CHAPTER 13
笑容

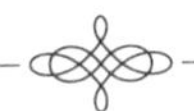

人生稍縱即逝。
假如你沒有偶爾停下來感受，你將錯過一切。
——電影《翹課天才》，費利斯·布勒

我十七歲的時候，哥倫比亞大學招募我加入籃球隊，當時總教練傑克·洛罕（Jack Rohan）來我家遊說我和母親。其實我們沒有聊到太多關於籃球的事，大多時間傑克都在講一些逗得我們哈哈大笑的故事。其中有個故事是關於他剛參加過的一個愛爾蘭喪禮，許多來賓喝得爛醉，他們竟然把遺體從棺材裡搬出來，還紛紛合照。後來我從當時跟傑克一起到我家拜訪的助理教練保羅·李（Paul Lee）的口中得知，他們一離開我家，傑克就轉頭對保羅說：「我不知道我們能否得到這個孩子，但我們成功製造了一些不錯的笑聲。」

我也永遠記得一個關於我的兒時好友工作差點遲到的故事。當時他發現自己沒有帶捷運卡，而售票處大排長龍，因此他決定直接跳過旋轉閘門進去搭車。不幸的是，他碰巧被兩位便衣警察看見然後逮捕。他也沒有身分證明，因此被警察帶到轄區警局。我這位朋友迷人又討喜，後來逮補他的警察還打電話跟他的上司說，我的朋友因爲幫忙逮補罪犯上班會遲到。等那天稍晚我的朋友抵達辦公室時，所有人都起身爲他歡呼。

笑看人生不是說喝得醉茫茫去幹一些蠢事，然後取笑爲樂（當然這樣也是滿幽默的）；也不是用來把逮捕巧妙地變成歡呼聲。笑看人生能幫助我們度過艱困的處境，繼續向前邁進。

人生有時候眞的很糟，你不會永遠幸運，也不會有那種有機、無添加麩質，同時無糖、素食，又好吃的餅乾（我尚未發現這種餅乾，如果知道哪裡有，拜託請跟我說！）人生充滿曲折和坑洞——死亡、疾病，還有難熬的財務困境——讓人筋疲力盡。不過無論處境有多艱難，我們必須相信一切都會變好。其實大部分的事情並非那麼糟，但因爲我們過於緊繃，而看不到幽默的那一面。

笑容帶給我的第一堂課，發生在我汲汲營營追求財富，而非「全富足」的時候。千禧年的夏天，我的職涯剛展開不久，我遇上成爲交易員之後最難捱的一天。我損失一筆巨額的錢，幾乎消去了我當月所有利潤。我覺得自己像個傻子，對自己很生氣。當時一個朋友，他是公司中最優秀的其中一位交易員，看到我近乎發狂的模樣轉頭對我說：「這是你第一次丟掉一大筆錢，但不會是最後一次。如果你對交易還算擅長，這件事就一定會再發生。老實說，你會輸掉很多很多錢，但你會賺回更多。你要學著習慣這件事。」

他對我微笑著走開。他是對的，我確實輸了很多，但贏回更多。我學會笑看我的失敗，因爲我知道事情會有所逆轉。不過最終，我贏得的更多。我不再追求財富，而是「全富足」。我們不是透過計分卡累計點數來獲得「全富足」，其樣貌也跟任何形式或任何人的成功都不同。「全富足」是一種難以描述，極具韌性且隨著你持續改變的狀態，只有你能定義。我們都是全然富足地誕生在世界上的，現在該找回那樣的狀態了。屬於你的「全富足」絕對是獨一無二的，當你找到時，你會百分之百感受或者見證。

希望你從今天起，就踏上通往「全富足」的道路。

試著藉由以上章節的內容來添增你的「全富足」儲金：**飲食**、**運動**、**工作**、**相信**、**探索**、**呼吸**、**感受**、**愛**、**治癒**、**感謝**、**接地**、**生死**，和最後一個重要元素——**笑容**。畢竟，如果我們無法在這段被稱做「人生」的曲折旅程中找到樂趣，一切還有什麼意義？

謝辭

感謝整個美好的「綠身心」團隊，首先感謝才華洋溢的合夥人提姆．格倫尼斯特建立了這一切；卡佛．安德森包辦所有大小任務；凱瑞．蕭，我的大姨子，也是我們傑出的主編，她是寫作的天才；我的妻子蔻琳，她是我的繆思；還有整個「綠身心」的團隊，是你們讓我擁有今天，請讓我們繼續前進！

我由衷感謝所有「綠身心」的讀者、關注者、贊助者以及夥伴，很多人從我們只靠熱情在經營的一開始就陪在我們身邊。你們的友誼和支持對我來說無比重要，我也要特別感謝幫忙完成這本書的「綠身心」支持者！

感謝我小巧但提供巨大支持與愛的家庭，你們始終陪伴著我。我可以寫一整本書來感謝母親給予的愛和支持。我要特別大聲呼喊一下艾莉絲和喬治的名字，不僅僅因爲你們是完美的親人，更爲了那密西西比以西最棒的濃縮咖啡。

感謝我所有的朋友：曼哈塞特、北野山高中、哥倫比亞大學、哈特蘭證券，還有其他一路相伴的夥伴們——你知道我在說你。這些滿載的回憶足夠我一生回味無窮。

感謝琳達・羅溫索的來信並堅持促成這本書；感謝萊絲莉・威爾斯修潤並包容我不愛分段的喜好；感謝藍燈書屋才華洋溢的編輯海瑟・傑克森相信並形塑「全富足」這個巨大的觀念；感謝整個藍燈書屋對本書的支持！

在我的運動員生涯中，不理想的教練多過於好教練，但我們還是把焦點放在兩位對我產生正面影響的教練。感謝比爾・貝提，他用自身體現了「全富足」這個概念；感謝阿爾蒙德・希爾，隨著年紀漸長，我愈發現了解他以前說過的話的重要性。

感謝法蘭克・瑞普曼醫師、山姆・柏林德，以及喬伊斯・喬治讓兩百公分高的我在生理和心理上都維持在最佳狀態！

感謝所有的朋友和家人，無論是過去、現在，或者未來——因爲有你們，我才是全然富足的。

最後，同時也最重要的是，感謝我的父親。我確信是你在天上當我的守護天使，才讓我的人生，沒有因爲二十多歲時那些錯誤行爲變成一場災難。

一起來 思 013

全富足

華爾街交易員告訴你，比財富更值得追求的人生價值

Wellth : how I learned to build a life, not a résumé

作　　者　傑森・瓦霍布（Jason Wachob）
譯　　者　謝濱安
編　　輯　許訓彰
封面設計　Mr. 蒙布朗
排　　版　Mr. 蒙布朗
總 編 輯　陳旭華
電　　郵　steve@bookrep.com.tw
社　　長　郭重興
發行人兼出版總監　曾大福
出　　版　一起來出版
發　　行　遠足文化事業股份有限公司
地　　址　23141 新北市新店區民權路 108-2 號 9 樓
電　　話　02-22181417
傳　　真　02-86671851
郵撥帳號　19504465
戶　　名　遠足文化事業股份有限公司
法律顧問　華洋法律事務所　蘇文生律師

初版一刷　2019 年 2 月
定　　價　360 元

國家圖書館出版品預行編目 (CIP) 資料

全富足：華爾街交易員告訴你，比財富更值得追求的人生價值 /
傑森 . 瓦霍布 (Jason Wachob) 著 ; 謝濱安譯 . -- 初版 . -- 新北市 :
一起來出版 : 遠足文化發行 , 2019.02　面 ;　公分 . -- (一起來思 ; 13)
譯自 : Wellth : how I learned to build a life, not a résumé
ISBN 978-986-96627-6-5(平裝)

1. 健康法 2. 生活指導
411.1　　107023105